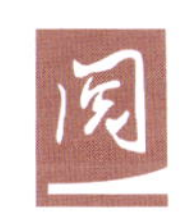

阅读成就思想……

Read to Achieve

阅见·健康普识系列

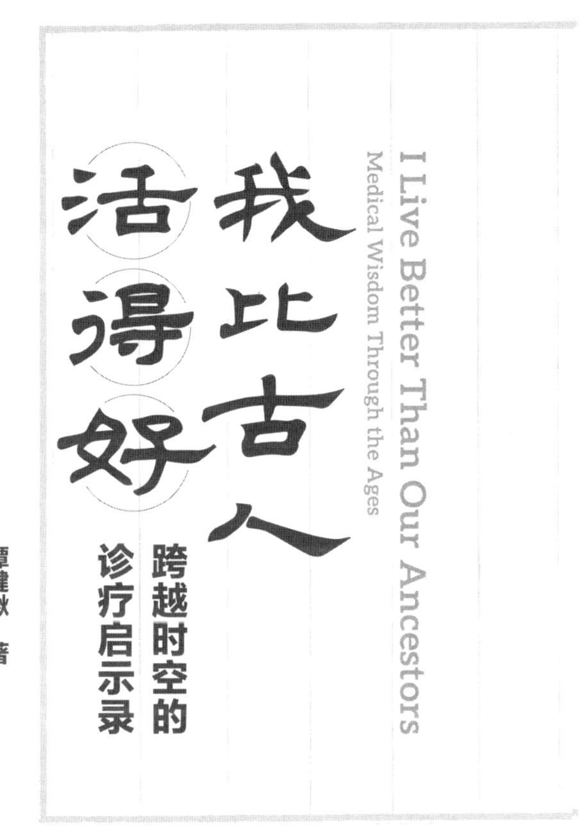

中国人民大学出版社
·北京·

图书在版编目（CIP）数据

我比古人活得好 ：跨越时空的诊疗启示录 / 谭健锹著. -- 北京 ：中国人民大学出版社，2025. 8. -- ISBN 978-7-300-34232-0

Ⅰ. R197.323-49

中国国家版本馆 CIP 数据核字第 2025JK3886 号

我比古人活得好：跨越时空的诊疗启示录

谭健锹　著

WOBI GUREN HUODE HAO : KUAYUE SHIKONG DE ZHENLIAO QISHILU

出版发行	中国人民大学出版社		
社　　址	北京中关村大街 31 号	**邮政编码**	100080
电　　话	010-62511242（总编室）		010-62511770（质管部）
	010-82501766（邮购部）		010-62514148（门市部）
	010-62511173（发行公司）		010-62515275（盗版举报）
网　　址	http://www.crup.com.cn		
经　　销	新华书店		
印　　刷	天津中印联印务有限公司		
开　　本	890 mm×1240 mm　1/32	**版　次**	2025 年 8 月第 1 版
印　　张	9.75　插页 1	**印　次**	2025 年 9 月第 2 次印刷
字　　数	177 000	**定　价**	69.90 元

推荐序 1

假如，身边有个谭医生

和谭医生相识还是因为中国作家协会组织的“港澳作家回家”活动。见到谭医生的第一句话是“久仰大名”，这并不是一句客套话。谭医生申请加入中国作协时，我便知道了澳门有一位作家是心内科医生。医生转行成为作家的不在少数，中国现代文学史上的鲁迅、郭沫若、冰心，他们都曾学过医学；当代的如余华当过 5 年牙医，毕淑敏从医 20 年，冯唐是专攻卵巢癌的妇科医生；外国则有英国的柯南道尔、毛姆，日本的渡边淳一，俄国的契诃夫，苏联的米哈伊尔·布尔加科夫……而白天在手术室给患者的心脏动手术装支架，晚上在书房奋笔疾书，我听过的便只有这位谭医生了。

医生和作家，一个拿听诊器，一个拿笔，两种不同的职业，看上去风马牛不相及，实则有着深刻的内在逻辑。医生洞察生老病死，用手术刀挽救生命；作家剖视世间百态，以文字拯救灵魂。如此说来，作家便是治愈人类精神伤痛的医生了。

在“回家”的港澳作家中，有缘和谭医生相知相熟，结下深厚的友谊，这还要归功一位古人——赵佗。谭医生问我是哪里人，我说是石家庄人。稍稍停顿片刻，我俩几乎异口同声地说出了这个人的名字。

赵佗是恒山郡真定县人，和三国时代的常山赵子龙是地地道道的老乡。真定，可以理解为正定，实则比今天正定的范围要大许多。公元前179年，汉文帝刘恒派人重修赵佗先人的墓地，就位于如今石家庄市北二环附近的赵陵铺。“赵陵铺”名字的由来，很可能就缘于此。2006年，在墓地遗址基础上修建了赵佗公园，纪念这位被毛泽东主席盛赞为“南下干部第一人”的历史人物。

作为秦朝将领，赵佗21岁便作为副帅随主帅任嚣奉旨南下攻打百越。秦末天下大乱，汉朝初建，赵佗起兵兼并桂林郡和象郡，在岭南建立南越国，定都番禺，号称“南越武王”。从此，确立了广州两千多年来岭南政治、经济、文化中心的地位。

我去过位于广州市越秀区的南越王博物院，那里是南越国第二代国王赵昧的墓葬，虽然不是赵佗之墓，但作为岭南地区发现的唯一一座汉代大型石室墓，集中反映了两千年前岭南政治、经济、文化和社会生活的方方面面。

澳门的谭医生同样去过，他和我谈起在南越王墓中出土的枣核。红枣是典型的北方作物，家乡的房前屋后，常见一两株枣树。鲁迅先生北京故居的院子里就有这样两棵枣树，还被他写进了《秋夜》一文，成就了著名的“枣树体”。谭医生说，也许两千年前的两广地区气候与今天不同，非常适宜栽种枣树。与谭医生相比，我参观博物院就有些走马观花了，对枣核没有什么印象。但我还是提出了另一种假设，也许是南越王从北方“一骑红尘”运来的家乡土特产呢？谭医生同意“此物寄相思”，但他还是实打实地用出土的南越国木简说服了我，木简上清清楚楚地记载着每棵枣树收获的枣子数量，由此亦可窥见枣树对于南越王是多么珍贵。如此千辛万苦地在岭南栽培枣树，也正是为了寄托思乡北归之情啊！

我钦佩谭医生对历史的喜爱和执着。从赵佗到司马迁，《史记》《汉书》《后汉书》《资治通鉴》，从南越王博物馆到北京故宫、承德避暑山庄、陕西历史博物馆，他去过而我没去过的湖北省博物馆的曾侯乙编钟和越王勾践剑，我说我去过而他没去过的三星堆的青铜神树和太阳轮，神州八万里，上下五千年……

多月后，谭医生给我发来了这部即将付梓的书稿。读书，是一种更深入的灵魂交流。面对面交谈时，往往会错失一些重要信息，有时候也会暴露自己在某些方面的知识缺陷。读书则不会。

谭医生的书，既是一本历史书，又是一本医学科普书，但归根结底是一本文学书。

书中涉及的历史人物，十之八九都是如雷贯耳的“老熟人”，但当我们走近这些“老熟人”，重听他们的老故事，却发现自己进入了一个全新的领域，尽管大多是猜想：喝酒引发上消化道出血的秦王李世民；罹患食道癌的曹植；突发心脑血管疾病的曹丕、曹彰兄弟；脑中风的孙权、孙休父子；产褥热的韩愈母亲；佝偻病的左宗棠之子；腮腺炎并发脑膜炎或脑炎的康熙十八子胤祄；肺结核导致自发性气胸的宋哲宗；急性阑尾炎不肯手术而死的溥仪妹妹韫媖……

谭医生旁征博引，娓娓道来，就如同那天我们坐在前往天津的大巴车上，他在我身边一样。

尽管谭医生从历史的蛛丝马迹中寻找着古人疾病的踪迹，尽管他的分析鞭辟入里，但真相就是如此吗？毕竟谭医生的“课题”较少得到现代解剖学、影像学、DNA 技术的支持，仅从历史记述的症状、病程发展入手，很难“确诊”。但也许这正是此书的价值所在——谭医生给古人开出的“处方”，治愈的恰恰是生活在今天的我们。

意大利著名文艺批评家、历史学家、哲学家贝奈戴托·克罗齐（Benedetto Croce，1866—1952）有一句名言，“一切历史都是当代史”。我不对这句话进行评论，但当我们深入探究历史时，往往并不仅仅是为了猎奇，而是想发现一些对现实有用的东西。一个国家、一个民族以史为鉴，可以知兴替；一个人以史为鉴，希望能以那些古圣先贤为榜样，避免重蹈败亡者的覆辙。

假如，身边有个谭医生，我相信，我们的身体会更健康，我们的心情会更舒畅，这倒是一件很幸运的事。

我从不替人写序，一方面是我的资历不够，现在读者的“胃口”都很刁，喜不喜欢一本书，完全听从自己的内心，从不把大咖的话当回事儿，更何况我绝不是什么“大咖”。另一方面，序有一定的模式，起码我读过的序都摆出一副高人一等的姿态，似乎比作者和读者都要高明，这就有违我的内心了。我既是作家，也是读者，所以，我只习惯从从容容地写些文字，讲些与这本书相关的小故事。如果出版社觉得并不违和，把这篇小散文放在书的前面，作为“代序”，与谭医生的著作浑然一体，让读者读到，亦是我的荣幸。

李强

中国作家协会港澳台办公室二级巡视员

推荐序 2

假如与谭医生成为邻居

与谭健锹医生是在第十三届澳门文学节上相识的，我们俩还有马家辉先生三个人做了一次现场对谈。活动前后的间隙闲坐聊天，我发现马老师与谭医生的话题已经深入五脏六腑，从日常养生到支架价格，每一句话都挺“要命”。马老师频频发问，谭医生声音低低地回应着，话语中却不带丝毫犹豫。我曾听说人一辈子必须得有当医生的朋友，看来此言不虚。平素我们到医院找医生，那得挂号排队，待到跟前多数医生也少言寡语草草了事，况且后面还有人排队，占用了别人的时间那是“谋财害命”。所以，那个时候我便想，最好能跟谭医生做邻居，这样就能够随时敲门一起喝茶，兴许能够多活 10 年。

医生的话要听，医生的书也要读。谭健锹医生将《我比古人活得好：跨越时空的诊疗启示录》的书稿发到我的邮箱，嘱我作序。若按资历我显然不是什么德高望重的前辈，正想推托，但转念一想，邻居有个特产，帮忙吆喝叫卖一下，也是情理之事。况且医学比文学有用，少读一本我的小说损失不大，但多读一本谭医生的书对于我们了解自己的身体却大有助益。如果你看完这本书，还能回头来看我的这篇序言，那你必定会认同我这样的说法。

谭健锹兄身兼医生与作家的双重身份，这种独特的职业背景赋予了他的写作别具一格的魅力。在这个信息爆炸、科技日新月异的时代，我们常常在人工智能的浪潮中追逐着各种新奇的知识和体验。然而，谭兄的这本书，却以一种深入浅出的方式，引领我们走进历史的长河，探寻古人的生活百态，这在当下显得尤为珍贵。

在这些文字中，他化身技艺精湛的工匠，将医学知识这把精细的手术刀，巧妙地运用在对历史人物和事件的推断和雕琢上。我们看到他从现代医学的视角出发，深入剖析古人的病症，无论是“疽发于背”的病理阐释，还是对武则天长寿背后的可能原因的推测，都让人不禁为他严谨的逻辑和专业的素养所折服。这不仅为我们揭开了古人健康问题的神秘面纱，更让我们深刻体会到医学与历史的交融所产生的奇妙化学反应。

从写作特色来看，谭兄的作品犹如一幅绚丽多彩的画卷，题材广泛且笔触细腻。他如同一位历史的拾荒者，在浩如烟海的古籍中寻觅那些被遗忘的角落，将历史人物的点点滴滴串联成一个个生动鲜活的故事。

澳门，这座充满独特魅力的城市，孕育了众多独具特色的作家。澳门不大，却如一面镜子，折射出东西方文明的光芒，故此澳门作家的写作往往带有鲜明的地域特色。

在人工智能日益发达的今天，信息的获取变得轻而易举，单单去挖掘一座城邦的历史文化显然是不够的。从这个角度看，谭医生能够跳出方寸之间的困局寻求新的药方，深入挖掘医学专业知识和题材，展现出与众不同的文化内涵，应该说这样的写作路径是非常有启发的。

从2018年至今，“新南方写作”作为文学界一个热门话题被持续讨论，南方以南的写作生态被重新厘定。“新南方写作”倡导作家深入挖掘本土经验，展现南方地区独特的文化底蕴和人文精神。谭兄身处粤港澳大湾区，他的作品与“新南方写作”的理念不谋而合。他通过对古人生活的细致入微地描写，揭示了特定历史时期的生活风貌和文化传承。这是以医生独有的科学精神对历史的一次深度挖掘，以此为“新南方写作”提供新的写作范例。

谭健锹兄的这本书有着独特的价值，他的写作方式填补了新南方医学科普文学的空白。人工智能可以为我们提供海量的信息，但它无法替代人类对专业知识的深入理解和对历史题材的独特感悟。谭兄凭借自己的医学专业知识，深入剖析历史中的医学题材，为我们呈现了古人生活中鲜为人知的一面。行文至此，我愿意为谭医生吆喝，《我比古人活得好：跨越时空的诊疗启示录》是一本值得细细品味的佳作。它以独特的视角、丰富的内容和生动的文字，带领我们穿越时空，领略古人的智慧与艰辛。

是以为序，再次祝福谭医生，我想象中的好邻居。

陈崇正

广州市作家协会副主席

前言

2024年3月，借着参加港澳作家访问中国作家协会的机会，我得以在百忙中重游北京。虽然已经去过北京多次，但这一次意义非凡。

那天晚上，我在什刹海内闲逛，沿街的酒吧食肆似乎在刻意地让游人忘却历史，然而我对此了无兴趣。尽管已是暮春时节，湖面依然结着一层薄冰，在月光和街灯的映衬下，晶莹剔透，甚至熠熠生辉。湖上的石拱桥，仿佛是蜿蜒的臂弯，把路人带进灯火阑珊的对岸，带进历史的深处。湖边那稀稀疏疏的柳树，随着夜风飘洒着自己柔美的秀发，混杂着清澈的草香，徜徉其间，让人心旷神怡、流连忘返。

半夜，一场小雪不期而至……

这里是北京，这里曾是明朝、清朝的京师。历史像一片片大雪一样，在这块土地上积淀着，沉淀了一年又一年。远望着躲在暗淡中的鼓楼，想象着不远处那点缀着红墙绿瓦的紫禁城，谁可以忘记，明清20多位皇帝、无数的王公贵族，还有史书上名不见经传的贩夫走卒，在此处留下他们的身影和足迹。

清朝入关以后，共有10位帝王在北京登极御宇，其中竟有

5 人死于严寒之中，在大雪纷飞的惆怅里永远闭上了眼睛。他们分别是顺治、康熙、乾隆、道光和同治。

而明朝，在北京生活的帝王几乎都不长寿。嘉靖活到 60 虚岁，万历活到 58 虚岁，已经算其中长寿的了，其他大多三四十岁就撒手人寰。古代中国人的寿命大多不长，但如此短命也实属少见。

至于这些明清帝王的子女及兄弟姐妹，在外人看来他们锦衣玉食，其实他们快乐吗？他们高寿了吗？他们享受人生了吗？

三十多年前，当我还是一个小学生的时候，《中国历代帝王大观》一书曾令我手不释卷，历史令我心驰神往，里面有金戈铁马，有尔虞我诈，也有酒池肉林和荒淫无道，更有带着一个个问号的死亡。他们的驾崩，除了个别被夺位、被弑杀之外，大多语焉不详。如果他们是自然离世，那他们到底是怎么病故的？为何长寿的皇帝屈指可数？带着这些疑问，我慢慢长大，直到有一天，我走进了医学的神圣殿堂。

无论是曾经的囊萤苦读，还是现在的悬壶济世，我在闲暇之余都会想到一个问题：历史名人大多占据社会金字塔顶端，享受着普通百姓难以企及的物质和医疗的保障，但为何他们如此容易身染重疴、一病不起？为何有些人的行为如此荒诞怪异、匪夷所思？他们的病痛值得我们这些从医者去思索、去探究、去发现。毕竟，在这个物质高度发达的现代社会，固然与古代社会有着天壤之别，而人类的躯体却并没有多少进化。古人，特别是富裕的古人，他们容易患的疾病，现代人依旧容易重蹈覆辙。古人的经验教训，现代人可以作为前车之鉴。

我不是文史类专业科班出身，但我认为既然历史可以解读得妙语连珠，那么科学乃至医学也可以宣传得妙趣横生。让民众有所得、有所悟，这不仅是我们的工作，更是我们的责任，责无旁贷。而历史以及在其中担任主角的历史名角们，正是这种教育、宣传的理想载体。

记得那场大雪之后的清晨，我拉开酒店宽阔的窗帘，眼前那银装素裹、白雪皑皑的景色把我震住了。路旁高树上空空的枝桠，压着片片祥云般的雪块，房檐上、马路边，净是纯白一片，好像分不清哪里是界限，哪里是尽头。偌大的都市，在大雪过后，竟然显得有点渺茫。也许个人的努力，在人类社会的进程中是微不足道的，但毕竟你做过，你来过，总有一天，会有人发现，会有人从中获益。

于是，我拿起笔，在忙碌之余写了又写，改了又改。我甚至在自己的书架旁，在《左传》《史记》《汉书》《三国志》《资治通鉴》等巨著中，仔细寻觅，慢慢咀嚼。赵佗、孙权、曹丕、唐太宗、武则天、孟浩然、宋英宗、李时珍、八大山人、李卫、乾隆帝、李鸿章、恭亲王、同治帝……仿佛一个个向我走来，他们或嬉皮笑脸、玩世不恭，或正襟危坐、端庄郑重。有的脸上带着忧郁；有的脸上挂着莫名其妙的笑；我又仿佛正拿着自己的听诊器，在静听他们的心跳。

日积月累，案头就有了那么一大摞稿子。日子是不乏艰辛的，生活是难免痛苦的，但是重读自己写下的字字句句，却可以忘却这一切。

今天，几十位古人悉数登场，他们的身影将伴随着那不甚严谨的考据，捎带着一串串颇有意义的医学常识，走近你、我、他。

此刻，夏至来临，艳阳高照，但愿，这猛烈的阳光能驱散历史的阴霾，也能驱走我们心中的污垢和伤怀吧。

谭健锹

目录

第 7 章

第1章

药与毒，科学还是阴谋

秦王中毒案探秘

公元 626 年 6 月的一个清晨，大唐太子李建成带着四弟齐王李元吉匆匆从府邸出发，他们一行并非像往常那般进入朝堂议事，而是直奔太极宫之北的玄武门。因为，这里距离父皇李渊的寝宫最近！

就在不久前，太子收到令人震惊的消息：二弟秦王李世民向父皇诬告自己和李元吉淫乱后宫！李渊得知后勃然大怒，立即要求建成、元吉二人及李世民等人一起前往寝宫对质。

太子和齐王万万没想到，这是秦王设下的圈套，而昏聩的父皇居然暂时丧失了辨别能力。就在他们入宫的同时，玄武门附近的小树林中已经埋伏了秦王及其手下的精兵强将！

黎明时分，血腥的一幕终于发生了——太子李建成和齐王李元吉被射杀，这就是历史上著名的玄武门之变。殷红的血迹沾染了秦王李世民的袍服！要知道，这三个人跟李渊的其他儿子不同，他们都是窦皇后的嫡子，是同胞兄弟！

秦王登基称帝后，所有的宫廷档案几乎都被篡改，太子和齐王被描绘成悉人、庸人，而且卑鄙无耻。

值得一提的是，史书反复提到太子嫉妒秦王的战功和威望，有谋害秦王的举动，而齐王助纣为虐。当然，史书无法回避秦王及其手下对太子党的反击。

《旧唐书·列传卷第十六·房玄龄 杜如晦》云："太宗（李世民）尝至隐太子（李建成）所，食中毒而归，府中震骇，计无所出。"没有提到毒酒，只是中毒，接着就是房玄龄向秦王献计诛杀兄弟。

《旧唐书·列传卷第十四·隐太子建成》给出了更详细的描述："（建成）与元吉谋行鸩毒，引太宗入宫夜宴，既而太宗心中暴痛，吐血数升，淮安王神通狼狈扶还西宫。"李渊得知后告诫建成："秦王素不能饮，更勿夜聚！"并没处罚他。此处似乎看出李渊对太子的偏袒。

《新唐书》的记载如出一辙。而《资治通鉴》则把事件放在了玄武门之变前三天："建成夜召世民，饮酒而鸩之，世民暴心痛，吐血数升，淮安王神通扶之还西宫。"

政治和权力尤其是皇权面前，从来都是不讲亲情的。李世民后来悍然出手亲自射杀兄长和弟弟，只是说明他比李建成、李元吉更加心狠手辣，谋划更加到位而已，并不能洗白自己的无辜。而李建成和李元吉由于种种原因，错过了"先下手为强"的机会，反被李世民袭杀，且沦为史书上的丑类。

但是，太子东宫的宴会上，真有李建成的预谋吗？这是一场鸿门宴吗？

如果按照《资治通鉴》的记载，酒中下毒发生在玄武门之变前三天，似乎不太可能。当时，太子党和秦王党已经势同水火，而李渊有偏袒太子的举动，他居然同意削弱秦王的势力，把秦王府的将领拨给太子指挥。两派很快就到了摊牌的时候，李世民动了杀机，他怎么会在这种时刻赴宴？

再者，秦王虽然死里逃生，但毕竟身体透支了，还能在几天后复出并亲手射死哥哥、和弟弟搏斗吗？

显然，北宋司马光编撰的《资治通鉴》对史料进行了有意的时间重排，目的或许是突出秦王反击的迫切性。其实，这件事有可能发生在玄武门之变之前很久的某一天，甚至有可能只是一场普通的宴会。

如果李建成一心要毒死李世民，李世民会有生还的机会吗？如果当场毒杀不成，还能放走他吗？其实，尽管李建成讨厌弟弟李世民，但如果把李世民弄死在自己的府邸，传出去必然名声扫地，父皇也必将追究其责任。如此行事，政治风险太大，显然得不偿失。即便李世民赴宴后死得不明不白，自己恐怕也会被置于风口浪尖，百口莫辩，留下千古骂名。就当时的形势而言，李建成觉得自己的太子位置还算稳固，而且父皇偏心于自己（正因如此，他才没有最终像弟弟李世民那样狠心一搏），所以他完全没有必要冒险采取如此龌龊的手段。

所谓的东宫毒酒案，很可能原本只是一场不幸的宴会事故，但日后被篡权的李世民借题发挥，成为插在李建成、李元吉颈后的恶人标签。

秦王李世民喝酒后，胸口剧痛，继而吐血数升，这看起来更像是酒后的并发症。这种情况，今天在急诊也很常见，特别是那些过惯了灯红酒绿生活的人！

吐血，分为呕血和咯血。前者是指消化道出血，后者则是指呼吸道出血。秦王饮食后发生严重不适，最可能的是消化道出血。

笼统地分类，这属于急性上消化道出血，比较多见的是胃食管黏膜损伤。急性胃黏膜病变是以胃黏膜发生不同程度的糜烂、浅溃疡和出血为特征的病变，以急性黏膜糜烂病变为主者称急性糜烂性胃炎；以黏膜出血改变为主者可称为急性出血性胃炎；发生于应激状态，以多发性溃疡为主者可称为应激性溃疡。急性胃黏膜病变是上消化道出血的常见病因之一，约占20%~30%。急症可出现在受刺激之后数小时或数日。患者起病时也可能伴有上腹部不适，有烧灼感、疼痛、恶心、呕吐及反酸等症状。大量酗酒的确可能引起急性胃黏膜糜烂、出血，有时食管黏膜也会有类似的情况，而酒精毫无疑问是重要诱因。

那么，秦王这次出血有没有可能是食管静脉曲张破裂导致的消化道出血呢？这通常发生在严重肝硬化的患者。而李世民当时不到30岁，此后还活了20多年，这个岁数患上肝硬化比较少见，而且在古代的医疗条件下能再活这么多年几乎不可能。

由此可见，秦王中毒案极有可能只是李世民对太子、齐王的诬陷、丑化、栽赃。真正的太子也许并不像史书中记载的那样不堪，可惜他的真实形象，早已随着胜利者的刀笔隐入历史的尘烟之中了。

《太宗实录》评价李建成“游逸是好，素无才略”，而学者陈寅恪在《唐代政治史述论稿》中指出：“（太子）所用官僚如王珪、魏征之流即后来佐成贞观之治的名臣，可知李建成亦为才智之人。”

2013 年，李建成的墓志铭在西安被发现。他死后被追封为隐太子、息王。墓志上的谥号“隐”字明显为剜磨原字后改刻而成。史书记载，其谥号原本是极难听的“戾”字。

热气腾腾的布衣天子

“斜阳草树，寻常巷陌，人道寄奴曾住。想当年，金戈铁马，气吞万里如虎。”

南宋开禧元年（1205 年），60 岁的辛弃疾在游览京口北固亭时，写下了这首气壮山河的《永遇乐·京口北固亭怀古》。这一年，朝廷正积极筹划北伐，收复失地。一直赋闲的辛弃疾受命担任镇江知府。登上北固亭，他感慨万千，脑海中除了孙权、拓跋焘等金戈铁马的英雄，还有一位军事才能比他们杰出得多的一代帝王豪杰——“寄奴”刘裕，东晋名将、南朝宋的开国皇帝。

中国历史上，从贫民华丽转身成为帝王者凤毛麟角。公元 363 年，刘裕出生在彭城绥舆里（今江苏省徐州市铜山区）的一条“寻常巷陌”，小字寄奴。他家境贫寒，靠砍柴、种地、卖草鞋为生，甚至参与赌博，直到中年依然寂寂无名。这一点，颇像五百年前的汉高祖刘邦（同样是江苏老乡）。不过，风起云涌的南北朝乱世，注定要让一些原本不会在史书露脸的老百姓成为搅动时代的千古英雄。刘裕以 37 岁的“高龄”从军后，人生道路突然进入爆发轨道，迅速“开挂”，用 20 年时间，成为“六朝第一猛人”：他参加并领导了东晋后期的几乎所有平叛战争，功劳无人能出其右，等于重整东晋山河、剪除割据势力；他西征北伐，将东晋领土扩展到历史上的最大面积，灭了四个政权——桓楚、南燕、后秦、西蜀，俘虏了两个皇帝——南燕慕容超、后秦姚泓，收复晋朝故都长安、洛阳。古代中国历史上北伐大胜的，想来只有他跟朱元璋了。尽管东晋的军事胜利未能一直持续下去，但这一系列盖世奇功让刘裕堪与一代枭雄曹孟德相提并论。功高震主，东晋皇帝自然只有沦为傀儡的下场。

元熙二年（420 年）六月，晋恭帝禅让帝位给刘裕，很快被杀，东晋灭亡，南朝宋开始。可惜，刘裕未能继续有更大的作为，这位勤俭节约、励精图治的布衣皇帝在位仅仅两年便撒手人寰，享年 59 岁。

这岁数在古代以及帝王当中不算短命。但是很多帝王早早丧命是与荒淫无道、骄奢淫逸有关。酒色财气、酒池肉林的日子到头来只能让他们的阳寿大大缩短。可刘裕是这样的人吗？

原来，刘裕一贯不忘本，生活节俭，节操可嘉，甚至保持着高风亮节，也许这带有做戏的成分，但并非一无是处。

《宋书 · 卷三 · 本纪第三 · 武帝下》载："上（刘裕）清简寡欲，严整有法度，未尝视珠玉舆马之饰，后庭无纨绮丝竹之音。宁州尝献虎魄（琥珀）枕，光色甚丽。时将北征，以虎魄治金创，上大悦，命捣碎分付诸将。平关中，得姚兴从女，有盛宠，以之废事。谢晦谏，即时遣出。"

把珍贵的琥珀捣碎，分给将士做成金疮药；把美女即时送走，情愿忍受欲望的折磨。

《南史·宋纪上·武帝》记载："帝素有热病，坐卧常需冷物。后有人献石床，寝之极以为佳。乃叹曰，'木床且费，而况石邪？'即令毁之。"

这段话原本是为了赞扬刘裕的"清简寡欲"，但无意中却透露出刘裕的身体存在着不容忽视的隐患。他患有"热病"，估计是体温自觉不明原因地升高，卧具用木制尚且难以缓解其不适，于是有人想方设法给他弄了一具石头雕刻的床。人躺在石头上，自然凉意融融。不过，刘裕觉得这太奢侈了，浪费之风怕由此大开，变得一发不可收拾，于是便让人把石床砸碎了。

发热，原本是最寻常的临床表现之一。常见的原因当然是感染性疾病，比如呼吸道感染、尿路感染等，或者普通感冒，都可能导致发热。这些疾病可大可小，如果只是普通感冒，恐怕不值得在史书里大书特书。对于中老年人而言，呼吸道感染，尤其是肺炎，是常见的发热诱因。"素有热病"是否意味着刘裕经常患有肺炎或肺结核等当时的难治之症？这些感染、消耗性疾病虽然难以在古代痊愈，但长期病患者必然卧病在床、病恹恹地等待死亡降临。

刘裕去世前的几个月还在筹划着北伐，身体貌似没有明显异常。《宋书·卷三·本纪第三·武帝下》记载："三月，上（刘裕）不豫，太尉长沙王道怜、司空徐羡之、尚书仆射傅亮、领军将军谢晦、护军将军檀道济并入侍医药。群臣请祈祷神祇，上不许，唯使侍中谢方明以疾告庙而已……己未，上疾瘳，大赦……五月，上疾甚……癸亥，上崩于西殿。”

三月才开始发重病，刘裕并不迷信，他拒绝了求神拜佛的方式，病情一度好转，但五月再次加重，终不治。

刘裕过去患有的“热病”，是否就真的是感染性疾病导致的“发热”？恐怕值得商榷。

魏晋南北朝时期，正是中国古代丹药学说兴盛之时，寒食散（又名五石散）在士大夫和贵族之中颇有市场。这些神奇的药方据说可以清热解毒、延年益寿、“神明开朗”，到底是哪五种石头或配方，史书和医书记载都有差异，就像春秋五霸到底是哪几位，没有统一说法。有些处方显示有矾石（也被写为礜石，含砷的矿石），更古老的处方甚至有雄黄（也是含有砷的矿物）。

古人也意识到这“药”的副作用，这些东西服用后全身酷热难当，必须以阴寒食物来抑燥火，故名“寒食散”。如南梁的张孝秀在服寒食散后，“盛冬能卧于石”。身体燥热，有时要吃冷食、洗冷浴及步行来发散药性，还有的使用者“隆冬裸袒食冰，当暑烦闷，加以逆咳，或若温疟，或类伤寒，浮气流肿，四肢酸重。”

这与刘裕的“热病”何其相似！

其实，含有砷的矿物虽然不一定就是具有剧毒的砒霜，可以短期致死，但长期摄入，终究非常不安全，日积月累，可致慢性砷中毒。

慢性砷中毒的一个表现就是周围神经损害。这时候，患者并非真的存在体温升高，而是神经系统调节出现障碍，感觉功能失常，由此，有些中毒者便经常抱怨浑身燥热。当他们被冰冻之物刺激的时候，周围神经系统会一过性地麻痹，从而让患者暂时获得解脱。

当然，砷中毒不仅仅损害周围神经系统，对肝、肾、血液系统等都有严重的破坏，可能侵蚀全身各个器官，“浮气流肿，四肢酸重”，终有一天会来一次总爆发，以致夺人性命。

刘裕虽然生活节俭，但他的健康观念还是落后、蒙昧的。在他的时代，士族门阀是南朝政权理所当然的中流砥柱，皇权有时未必管用。作为布衣起家的暴发户，刘裕深知自己在他们眼中的地位还不足以一言九鼎。为了拉近自己与士族的距离，跟风服用士族最时髦的寒食散，或许是刘裕不得已为之的权宜之计。

朱元璋爱子恶谥之谜

明朝开国皇帝朱元璋一共生了 26 个儿子，除了排序较前的几个为世人熟知外，其余诸子大多默默无闻。长子朱标，身为太子，自然关注度很高，更是朱元璋的重点培养对象，虽然不幸死于朱元璋之前，但其子朱允炆成为爷爷朱元璋的钦定继承人，登基为建文帝；第四子朱棣为明成祖；老二、老三虽无卓越能力，但由于年长，参与的政治、军事活动也较多。

抛开封建帝王的传位制度，单从个人喜好看，朱元璋内心里最喜欢的是谁？我们从曹操对儿子的态度来看，朱、曹二者其实有相似之处。曹丕、曹植二人无疑是最有竞争力的继承人。两人都是曹操正妻所生，都颇有文采，但曹植更胜一筹；可惜曹植的政治才能不及哥哥曹丕，为人处世的技巧又无法令曹操满意，何况他也不是年长之子。这些都是曹植输掉竞争的重要因素。尽管如此，曹植的杰出文学才能的确曾令曹操心动。

说实话，没有人不喜欢文采斐然的儿子，帝王也不例外。朱元璋这样的半文盲更不例外。也许，正因为他少年时没有受教的机会，反而使他在内心深处对读书和文采有一种天然的艳羡。目前存世的朱元璋谕旨，很多都是他本人的口语化材料，粗鄙至极。他又颇自负，不许外人对其加工润色，遂摒弃文言文格式（他也根本不懂怎么写），采用村夫野言的原生态形式，这些文字读来让人既诧异又偷笑不已。

如果说前几位皇子生于乱世，受教机会不一定很多，教育资源不一定很丰富，他们文采差些也就不足为奇了；但明朝建立后出生的皇子就不一样了，他们家集中了全国最优秀的教学资源，只要有点天赋和耐心，成才不难。比如生于洪武三年（1370 年）的第十子朱檀。

《明史·卷一百十六·列传第四·诸王》载，朱檀“生两月而封。十八年就藩兖州。好文礼士，善诗歌”。他获封的是亲王爵位——鲁王。小小幼儿就被父皇封王，可见他如何深受朱元璋喜爱。日后，被寄予厚望的朱檀几乎成了文学家，似乎也没有辜负老爸的期望。

不过，这位“好文礼士、善诗歌”的王爷，死后的谥号居然是“荒”字！明明深得父皇喜爱，为何去世后被打了“差评”，这是怎么回事？

谥号，是帝王对重要大臣和皇室成员的盖棺定论。很不幸，鲁王朱檀也像长兄一样，走在爸爸之前，享年只有 20 岁！身后，他不叫鲁惠王、鲁贤王、鲁懿王，而偏偏被慈父定为鲁荒王，使用“荒”这样的恶谥！为什么明明一度深受父皇喜爱，而且有真才实学，貌似谦谦君子的朱檀不幸早逝，竟然不但没有得到父皇的怜悯哀痛（哪怕叫鲁哀王也好啊），反而激起他的一股恶感呢？

莫非史书的记载都是虚假的溢美之词，文过饰非？

20世纪70年代初，考古工作者在山东发掘了鲁荒王的墓葬。出乎意料的是，跟绝大多数明代藩王墓葬被盗掘一空不同，朱檀的长眠之所在开挖前一直安然无恙。虽然因渗水导致墓室被液体长期浸泡，但是考古人员依旧出土了大量珍贵而有历史价值的文物，包括一些无法修复的古代书画藏品，以及许多古书，比如《朱子订定蔡氏（书）集传》《增入音注括例始末胡文定公春秋传》《四书集注》《少微家塾点校附音通鉴节要》《朱文公校昌黎先生文集》《黄氏补千家注纪年杜工部诗史》等，大多是今天没有存世的作品。墓中还出土了一张具有极高历史、艺术和科学价值的古琴——“天风海涛”琴，出自唐代著名制琴大师雷威之手，经南宋匠人修复，再传到几百年后的朱檀之手。这张绝品古琴如今也是山东省博物馆的镇馆之宝之一。

从这些陪葬品中可以窥见朱檀生前的兴趣爱好。史书说他那么有文采，又擅长诗歌创作，应该不是浪得虚名。

那么这个人究竟荒唐、荒诞在哪里？居然引起朱元璋的深恶痛绝？

《明史·卷一百十六·列传第四·诸王》记载，朱檀“饵金石药，毒发伤目。帝（朱元璋）恶之。（洪武）二十二年薨。”

原来，这位皇子刚过青春期就开始迷上了道家丹术，长期服用丹药导致视力损伤，20岁便撒手人寰。

本来，帝王喜服丹药，至晚在西汉早期便已有之（南越王墓就有出土），更早的如秦始皇等也对此兴趣浓厚，只不过没有考古证据而已。历朝历代喜好乃至沉迷者比比皆是，不少人也因此丧命，帝王、贵族、名士等群体只不过将其“发扬光大”而已。朱檀之后，明清皇帝中痴迷于此的更是不乏其人，不过朱檀年纪轻轻就如此沉湎，实属少见。

那么问题来了：丹药为何会伤目？

古代有所谓的外丹术，是指通过各种秘法烧炼丹砂、含铅和汞等矿物以及药物做成丹药，以点化自身阴质，使之化为阳气。现代科学认为人体摄入大量铅、汞对健康的危害性极大。

现代人熟悉的能致盲的甲醇是化工产物，在古代出现的概率几乎为零，所以丹药中应不包含。

那么铅、汞的慢性中毒可能致盲吗？这一点医学书上没有明确的答案。这些物质对人体的影响固然是多方面的，但若说直接损害与视力相关的器官，暂时还没有实验和临床的证据。

说到这里，笔者忽然想起，有些患者以视力受损为主诉来诊，在护士站一量血压，高得惊人！他们中的一部分人年纪其实不算大，一直没有监测过血压，不知道血压是否长期异常！的确，有些慢性的低血压升高患者并没有觉得很头晕，反而是视力进行性下降。

朱檀如果这么年轻就患有高血压病，继而视力变差，那就有很大机会是继发性高血压，而不是中老年朋友罹患的原发性高血压病。继发者，就是某器官或某激素分泌有问题才导致的高血压。朱檀在十几岁之前学习优秀，诗文了得，不像有什么先天疾病，他的一切不幸可能来自嗜丹药，然而其慢性中毒的损害靶点到底最重在哪儿？

“那个味道比千人尿过的厕所散发出的氨气味还要浓烈百倍，刺激得人眼睛都睁不开，太臭了！”40 多年后，参与发掘的人员回忆起打开朱檀棺椁后的情景时这样说。

为何一具 600 多年前的骸骨仍能散发如此浓烈的气味？一方面，棺椁内的棉被和袍服保存完好；一方面，棺木长期浸泡在水里，遗骸所处环境是湿润、恒定、封闭的，致使氨气一直附着不散，而氨气的天然来源之一就是有机质的腐烂。也就是说，死者生前体内很可能已经蓄积了大量的有机质！

有机质是人体代谢的产物，如果肾功能衰竭，它就会不断堆积。而铅、汞的慢性损伤对象就包括了肾。而肾一旦被损害，就会引起血压升高！

也许，朱檀伤目只是慢性肾衰竭和高血压的表象。

眼看着这位儒雅的亲王儿子将成为冉冉升起的文坛新秀，但他偏偏执迷不悟地成为丹药的牺牲品，老皇帝气不气？朱元璋给爱子起恶谥，或许是恨铁不成钢的痛惜吧。

“红丸案”的疑云

话说明朝万历皇帝去世后，一直被打压的太子朱常洛终于等来了出头之日，终于登基坐殿，年号泰昌。然而半月不到，一向底子虚弱的 38 岁的泰昌帝朱常洛，突然病倒了。

由于各种复杂原因，泰昌帝的病情无法得到控制，开始出现危在旦夕的苗头。这可急坏了皇帝，也急坏了宫内所有不愿意他死去的人。危急时刻，忽然传来一个“喜讯”：鸿胪寺丞李可灼有“仙丹”可治病！病急乱投医的泰昌帝便三番五次地催促召见此人，尽管许多有识之士都认为“仙丹”这玩意儿实在不靠谱。历代帝王，包括明朝的好几任皇帝，都沉迷于此，几乎没一个有好下场。

最终，在内阁首辅方从哲的监督下，李可灼被带到了泰昌帝面前。此人 50 岁开外，如果说相貌丑陋猥琐，也许皇帝就不信任他了，偏偏他长得举止飘逸、仙风道骨，还是国家正式编制内的“公务员”，非招摇撞骗的江湖术士可比。李可灼进献的“仙丹”盛在一个古朴的锦匣内，红灿灿的，一股清香沁人心脾。李可灼称，仙丹是他在峨眉山采药时偶遇一位仙长所赠，所用药料均采自神府仙境，能治百病！

据方从哲回忆，泰昌帝日渐消瘦，虚弱不堪，但神志尚且清醒。

尽管泰昌帝屡屡被劝阻，但并不能减少他对仙丹的好奇和信任，而且对之前的所谓正规治疗逐渐失去了信心。抱着试试看的心态，哪怕不能治病，总不会吃死人吧？他很可能是这样想的。

李可灼见大臣有疑忌神色，先自服一粒，短时间未见不良反应。马上，泰昌帝急切地命人取来仙丹——红丸，和着鸡汤便急匆匆地吞了下去。

在场所有人都紧张地捏了一把汗，几乎连呼吸都停止了。

过了一会儿，泰昌帝睁开双眼，坐了起来，好像一下子健康了许多，露出了久违的笑容，连声夸奖："果然是仙药！"又赞道："李可灼真是大忠臣。"其后，泰昌帝向李可灼索取第二粒仙丹，打算次日服用，并允诺对其加官进爵。

泰昌帝真的被治好了吗？世界上真有这样的神药？

服过"仙丹"之后，泰昌帝的病似乎一下子被驱走了一半。接下来，他居然还曾两度走出了殿门——当然是被人搀扶着。

尽管如此，方从哲的心腹幕僚及太医院的太医全都否定了"仙丹"的作用，认为这只是皇帝的自我感觉良好而已。当年还没有"心理作用"一词，如果有，恐怕大家都会拿来如是说。

无奈皇帝本人坚持服用红丸，而方从哲迫于压力，只好顺从。

到了第三天早晨，泰昌帝派人催药。方从哲无可奈何地将李可灼带去朝圣，再次献上红丸。李可灼看皇帝服罢，跪请他上床休息。泰昌帝却满不在乎地摆摆手说：“用不着，朕今天精神很好，李爱卿献药有功，来日定当封赏。”

然而，谁都没想到，当天夜里，皇帝竟突然驾崩了。这就是明代扑朔迷离的“红丸案”。

其实，不论是我们这些站在上帝视角来对事件进行分析的人，还是当时的事件参与者，只要稍有常识的人，都知道哪有什么所谓的仙丹，至于“红丸”有没有毒，那是另一回事。

那么，皇帝为何一开始会觉得有效呢？

也许这不过是安慰剂效应。

安慰剂效应又名假药效应，指的是患者虽然获得了无效的治疗，却“预料”或“相信”治疗有效，其症状得到舒缓的现象。有人认为这是一种生理反应。

实际上，人类使用安慰剂的历史相当悠久。早在抗生素发明之前，医生们便尝试给患者服用一些明知无用的粉末，而患者还满以为有了活下去的希望。而在某些病例中，有的患者果真奇迹般地康复了，甚至还平安度过了诸如鼠疫、猩红热等令人闻风丧胆的“鬼门关”。

遗憾的是，在大多数情况下，安慰剂未必能起到客观且持久的疗效，而真正意义上的治疗却被耽搁了。不过在古代，很多疾病都无法根治，比如结核病，只能依靠患者自身的免疫力。今天，有关“安慰剂效应”的心理和生理上的解释仍是一个难题，还有待于深入研究。但是，人类的心理的确能影响生理，例如安慰剂能引起大脑分泌内啡肽，这种化学物质具有镇痛效果。

有人不禁会问，那红丸的成分是什么？会不会是红丸直接毒死了泰昌帝？

顾名思义，红丸既然是红色的，在古代来说，除了红色染料，就只有含重金属的物质才能制造出这样的效果，毕竟那时没有现代的化工专业，食用色素添加剂也不存在。若是用蔬菜水果制造出这样的效果，似乎又不能长期保持红色不褪、气味新鲜。

明代谢肇淛所撰的《五杂俎·卷十一·物部三》提道："医家有取红铅之法，择十三四岁童女，美丽端正者，一切病患残疾，声雄发粗，及实女无经者，俱不用，谨护起居；候其天癸将至，以罗帛盛之，或以金银为器，入瓷盆内，澄如朱砂色，用乌梅水及井水河水搅澄，七度晒干，合乳粉、辰砂、乳香、秋石（童子尿）等药为末，或用鸡子抱，或用火炼，名红铅丸，专治五劳、七伤、虚惫、羸弱诸症。"

辰砂又称朱砂、丹砂、赤丹，是硫化汞矿物，汞含量为86.2%。古人并非不知道所谓红铅丸的毒性。

谢肇淛在书中还提道："庐州龚太守廷宾时多内宠，闻之甚喜，以百金购十丸（红铅丸），一月间尽服之，无何，九窍流血而死，可不戒哉！"

李可灼进贡的红丸，其原型很可能就是上述的红铅丸。经血和童子尿虽然入药荒诞，并不会致死，但大量、长期服用重金属物质才会损伤神经乃至消化等人体重要系统而致死。只不过，慢性中毒致死的概率更大，而泰昌帝仅仅服用两颗就去世了，看来也未必是红丸直接要了他的命。

让我们回顾一下事件的源头。

泰昌帝朱常洛即位后，颇具心计的郑贵妃为了保全自己，取悦新帝，从侍女中挑选了八名能弹会唱的美姬进献给皇帝，欲以美人计为自己请封皇太后。泰昌帝把持不住，不几日便“圣容顿减”“病体由是大剧”。此时，曾在郑贵妃宫中的内侍太监、后升任司礼监秉笔太监兼掌管御药房的崔文升给皇帝开药“泻火”，用去热通利之物，使皇帝腹泻不止，据说一夜腹泻数十次，弄得朱常洛委顿不堪。

一个充其量只是宫廷药房“行政主任”的人，竟贸然给九五之尊开药，酿成了医疗事故！皇帝好比得了痢疾或霍乱，体内水分和电解质大量流失，又无法通过静脉进行有效补充，自然就龙驭上宾了！其间一段时日似有起色，可能只是回光返照而已。

当然，如果硬是说红丸含有其他有毒物质，可以短时间要人命，这一结论也无法推倒。问题是，谁能在谋杀事件中获益？李可灼？郑贵妃？从案发后的“剧情”看，这些人都没捞到好处。如果明明知道红丸有毒，自己推荐给皇帝，导致皇帝死亡，自己便是最大的嫌疑犯，李可灼愿意这样干吗？

泰昌帝在位仅仅一个月，陵寝都来不及准备，只能用150年前景泰帝未建完下葬的废冢，勉强扩建，将就将就了。

九阿哥死因之谜

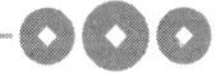

康熙帝晚年，宫廷内爆发了所谓“九子夺嫡”的惨剧。康熙帝曾经拥有 30 多个儿子，据说真正有资格竞争继承人的只有九个，而康熙帝早就立了皇后所生的皇次子胤礽为太子，储君之位原本没有什么悬念。无奈，太子胤礽不争气，而且沉不住气，暴露野心，使得父子关系骤然恶化，结果两度被废。于是，剩下的几个儿子便蠢蠢欲动了。

其实严格来说，几个儿子也分成若干“组别”，预备参加“总决赛”的皇子，并非孤身一人形成独立的政治势力，他们预见到自己胜算不大，便会拉帮结派，跟获胜率更高的兄弟结盟，以期得到更高的政治回报。就拿所谓的“八爷党”来说，这股势力一度权倾朝野，连康熙都瞠目结舌。当然，后来的事实证明，四阿哥胤禛以及十三阿哥胤祥组团的一派大获全胜，四阿哥成为雍正帝。

八爷党的核心人物有四位，分别是八阿哥胤禩、九阿哥胤禟、十阿哥胤䄉和十四阿哥胤禵，可谓位高权重、人才济济，其中的十四爷居然还是雍正帝一母同胞的亲兄弟，但在权力面前却走向了亲哥哥的对立面，成为雍正的死对头。

八爷党以八阿哥为首，此人在朝廷里长袖善舞，人脉极广，才干突出，夺嫡的呼声很高，其余的几个弟弟和不少重臣都攀附于他。九阿哥善于搜刮钱财，为八阿哥的“竞选”提供了充足的资金，并且点子很多，出谋划策功不可没，俨然成为八爷党的金主和军师。

可惜，八爷党行事过分高调，在朝中上蹿下跳，引起了康熙帝的高度警惕。在康熙帝驾崩之前，他严厉打压了八爷党的几位领军人物，这也间接促使善于韬光养晦的四爷党最后胜出。

雍正心胸狭隘，再加上自觉政权不稳，对八爷党这些落败者可谓下了痛剿的决心。当然，计划要一步步实施，首先被惩处的并不是首领八阿哥，而是九阿哥胤禟。

九阿哥自幼好学，博学多识，性聪敏，喜发明，曾亲手设计战车式样，也十分热爱西学，还曾自学外语，用拉丁字母转写满文，甚至亲近来华的天主教耶稣会传教士。然而，他的一切优点，在政敌看来，都可能是罪状。

雍正刚继位，就打发九阿哥胤禟去西宁，实际上是交由自己的亲信年羹尧监视控制。胤禟屡屡拖延离京时间，雍正便谴责骂之。胤禟这才满肚子怨气地赶赴大西北。第二年四月，宗人府弹劾胤禟擅自派人至河州买草、勘牧地，违法肆行。第三年，胤禟又纵容家人在西宁生事，雍正遣使者查问，胤禟居然拒不出迎，面对圣旨的诘责，还傲慢地说：“上（雍正）责我皆是，我复何言？我行将出家离世！”一副破罐子破摔的样子。

这些罪状被雍正一一收集，后来雍正又查得胤禟竟使用自创文字的密信，有谋逆嫌疑，于是将其一撸到底，逐出皇室，还将其改名为“塞思黑”。有专家考证，这是“讨厌鬼”之意，并非民间流传的“猪狗”之意。

雍正四年（1726 年），胤禟被押解往保定监禁，围筑高墙，时值酷暑，蝇蚋遍地。按照《清史稿·卷二二〇》记载，这年八月，胤禟“以腹疾卒于幽所。”

九阿哥胤禟腹疾而死，究竟是什么样的腹部疾病会致死呢？这是一个耐人寻味的话题。

从医学角度看，急性胆囊炎、急性胰腺炎、急性阑尾炎等，这些常见的急腹症如果治疗不及时，有可能演变成全身严重感染和多器官功能衰竭。在雍正年间，中国既没有成熟的外科手术，也没有消灭细菌的抗生素可用，更谈不上对急性胰腺炎等疾病的规范治疗，患者如果罹患这些疾病，往往只能听天由命，绝大多数人都难以闯过这道鬼门关，不管你是皇亲国戚还是黎民百姓。这几种疾病跟生存环境关系不大，倒是跟患者自身的体质有关，九阿哥如果因此而死，倒也不能责怪谁。

还有一种古代很常见的传染病，就是伤寒。这是伤寒杆菌入侵人体后导致的消化系统疾病，病人出现高热和玫瑰样皮疹，心率却没有随着体温升高而加快，最严重的并发症就是肠穿孔，这在古代也是不治之症。

就在胤禟被严惩的时候，雍正也将手伸向了不识抬举、桀骜不驯、处处拆台的八阿哥。

九阿哥被幽禁，生活环境急剧恶化，而且受到圈禁管理者不同程度的虐待，他不幸感染伤寒杆菌，再加上无法得到应有的医治和护理，有可能最后就死于这种细菌感染，而某种程度上也是死于雍正的冷酷和监禁者的暴行。

腹部不适有时不一定只是腹部器官有问题。急性心肌梗死的患者，有相当一部分并不是因胸痛就诊，而是因为上腹痛前来就医。在如今的急诊室，训练有素的医生往往通过做心电图来排查心梗的可能性。然而在古代，患者和医生都未必能将腹痛和心脏联系在一起，而且冠脉闭塞会对心脏构成严重打击，这也是现代才有的知识。一旦古人罹患急性心肌梗死，大概率只能听天由命。

以上是对九阿哥自然病故可能性的一些推测。那么，他有没有可能死于他杀呢？

完全有可能。近年来，考古工作者在光绪帝的遗骨、头发和下葬衣物上发现大量砒霜，间接得出结论——光绪帝死于投毒！难怪他和政敌慈禧太后的死亡时间如此接近。这个投毒的幕后黑手是不是慈禧，尚且没有定论，但可以看出，宫廷内使用毒物杀人的伎俩并不新鲜，连皇帝都可能被毒死，那么毒死一个被囚禁的落魄皇子，客观地说并非难事。

古代最常见的毒物之一就是砒霜（主要成分是三氧化二砷），它无色无味，受害者一旦摄入过量，的确会出现腹部剧痛等症状，此时说他“死于腹疾”也合乎情理，而且能起到掩人耳目的作用。

其实，九阿哥死于雍正四年八月，他的政治盟友八阿哥胤禩（同样被圈禁）死于同年九月，这看似巧合，其中的玄机就颇值得玩味了。

雍正未必明确下令将这两个弟弟处死，但上谕也说明二人犯有死罪，只是暂且饶其性命而已。如此说法，那些投其所好的地方官员揣测圣意之后，私下使用毒计杀死皇帝最讨厌的政治对手，合情合理！

在政治和权力斗争面前，所有的亲情和血缘关系都显得苍白无力。

范纯仁与投毒案

说起范纯仁，你未必立刻想起这是何许人也。但说起范仲淹，大家肯定立刻就想起那位北宋著名的政治家和文学家。范纯仁就是范仲淹的次子。

虽然范纯仁没有父亲的文学造诣，似乎没什么脍炙人口的诗文传世；也没有父亲戍守边疆的战绩，但其实，他一生获得的政治地位和成就不亚于父亲。

宋朝并未设立“宰相”一职，范仲淹曾官至参知政事，实际上这一职位就相当于部分地行使了宰相的职能；而范纯仁曾官至尚书右仆射兼中书侍郎，也相当于在宰相的位置上出谋划策。父子皆为名臣甚至明相，这在中国历史上并不多见。

由此可见，良好的家风和父亲的言传身教，对后代的成长何其重要！具备学者和政治家风范的范仲淹，培养出来的儿子就是国家的栋梁之才。虽然，戴着父亲的光环，范纯仁的进学、出仕多多少少会比其他人顺利一些，但往后的路得靠自己，毕竟范仲淹离世时他不过才 25 岁。

范纯仁的政治才华暂且不表，我们从一件小事就能看出他办事认真、心思缜密，而且心怀悲悯，体恤民间疾苦。

《宋史 · 卷三百十四》记载了这样一件事：当时范纯仁在河

中府（今山西省永济市）任职，“录事参军宋儋年暴死，纯仁使子弟视丧，小殓，口鼻血出”。手下有个姓宋的官吏暴毙，入殓时，人们发现他的尸体口鼻出血。范纯仁的警惕性很高，应该是书本知识和民间经验都烂熟于心，知道这种情况需要排除死者中毒的嫌疑。

果不其然，手下抓到死者的妾室以及通奸的小吏，两人居然很快地供认了奸情和谋杀的事实，似乎早有心理准备。他们交代，为了杀死宋某，在宴会的鳖肉里下了毒。

看来，这起小妾勾结情郎谋杀亲夫的案子可以结案了。

不过，范纯仁可没有就此罢休，他内心仍有疑惑。

案发时，死者是死于家中，被家人谎称暴毙身故，但疑点就在于他没有死在吃鳖肉的宴会上。

范纯仁详细审问犯人，问他们是在宴会的第几巡上作案，犯人一一交代。

可能在那个年代，宴会时间一般拖得很长，或者在当时人们总结的中毒经验里，服毒身亡应在短时间内发生（急性中毒），这可能跟常见的毒物都是剧毒物质有关。

古人用剧毒杀人，很少有慢性中毒一说。一方面，由于慢性投毒可致夜长梦多，且剂量不易控制，效果也难以预测；另一方面，那时已被发现的毒物，大多毒性强悍，不说是见血封喉，也可很快取人性命。

范纯仁进一步掌握死者的生活习惯，发现此人竟是个素食者，吃鳖肉的说法根本就不成立！范纯仁再次提审罪犯，严加审问，终于得知实情。

原来，罪犯是通过在酒里下毒杀害死者的。而他们之所以编造在鳖肉里投毒的谎言，是为了制造荒诞的案发经过，为日后翻供做铺垫，准备喊冤说是被屈打成招的。

话说回来，是什么毒物可导致死者口鼻出血？

你可能首先想到的是砒霜，这是古代知名度最高的毒物之一。砒霜的主要成分是三氧化二砷，服用中毒剂量的砒霜后，受害者可出现严重的胃肠道症状，如腹痛、恶心、呕吐、咽喉烧灼感等，也可因呼吸、循环衰竭死亡。严重者胃肠黏膜还会出血，但一般而言，这是法医在验尸时的病理发现。说砒霜导致病人口鼻出血，似乎有点夸张。砒霜的确无色无味，但就本案而言，这种粉末状矿物溶解于酒里似乎比较困难（今人提炼出的三氧化二砷晶体能溶于水和乙醇，但古时并无这类提炼技术），搞成浑浊的饮料，难道不会引起受害者的疑心吗？

此时，一种同样古老的毒物便浮现在笔者脑中，那就是雷公藤。《本草纲目拾遗》详细记载了其毒性："采之毒鱼，凡蚌螺亦死，其性最烈，以其草烟獯蚕子则不生。"

雷公藤这种灌木植物全株都有剧毒。中毒者可能出现以下严重病症表现：急性胃肠炎、消化道出血、肠麻痹、肠梗阻、急性中毒性肝炎、急性肾功能不全、弥漫性血管内凝血等。这是因为雷公藤含有特殊的生物碱和氨基酸。此外，它也能专门针对心脏细胞进行破坏，导致心脏先兴奋后停跳。

"弥漫性血管内凝血"是一个医学术语，并不是说人体内的血液全部凝固，而是指体内循环的凝血物质不适当地过早过度消耗，导致患者后续出现凝血功能异常，通俗地讲就是止血能力提早消耗殆尽，患者后续反而会出现全身出血，轻则仅有少数皮肤出血点，重则可见广泛的皮肤、黏膜瘀斑或血肿，典型的为皮肤大片瘀斑，合并内脏出血、创伤部位渗血不止。子宫破裂的产妇和被毒蛇咬伤者，都可能出现“弥漫性血管内凝血”。

因此，古人用雷公藤的制成品作为毒物是完全有可能的，也可以印证一点，古人中毒身亡后出现口鼻流血甚至七窍出血，并非没有道理，更不是小说凭空杜撰。毕竟，古代的毒物种类有限。

三氧化二砷和雷公藤当然不是一无是处，前者在当代可以成为化工用品，而适当地进行剂量控制甚至可以治病，比如有些白血病的亚型就可以用其治疗，而且效果不错。如今，雷公藤在现代医生手里，更是治疗风湿免疫疾病的利器。

范纯仁的缜密作风和负责态度，不仅让死者得以瞑目，也给那些遇事便草率了事的官员敲响了警钟。范纯仁的政绩使他一步步从基层走进中央。

范纯仁晚年因眼疾乞求皇帝准许“退休”回家养病。宋徽宗建中靖国元年（1101年）正月初二，他“熟寐而卒，年七十五”。这是寒冷的时节，老人在睡梦中离世，常见病因是急性心肌梗死和缺血性脑中风，任何一种都凶险无比，但也正因为过于凶险，病人离世时不会有痛苦的体验。

范纯仁以这种方式逝世，不仅是一种解脱，也算是积德的善报吧。

破碎的千年不腐梦

2020 年夏天，我第二次到广州南越王墓参观——首次参观还要追溯到 20 年前。那时的我刚进入大学，对医学知之甚少。当年，这处墓葬给我的印象最深的地方有两点：一是建筑规制等级高，占地面积却不大，“麻雀虽小，五脏俱全”，帝王该有的它都有；二是墓主人（南越国第二代国主文帝赵眜）身穿丝缕玉衣下葬，与同时代的西汉皇帝乃至地方诸王类似，梦想千年不腐，不过从考古发掘看，“防腐”效果极差，赵眜只留下些许残骨，仅有左下颌骨及牙齿尚存。

故地重游，我重新进入墓道和文物保护区，看得比以前更仔细。原来，赵眜的遗骸除了下颌骨，还有一小片颅骨。据科学鉴定，死者年龄介于 40 ~ 45 岁。这样一位锦衣玉食的王者，貌似英年早逝，不过放在当时来说也不能算是短寿了，毕竟古代医疗落后，人们动不动就性命堪忧。而两千多年来的帝王们，能年逾古稀的寥寥无几，未过不惑便驾鹤西游的（排除他杀者）大有人在。

南越王墓的殉葬者还有 15 人，包括 4 位夫人以及家臣、奴仆。考古人员并未找到完整骨骸，仅仅找到他们身上的印章，以及腐朽得如同炭末的少许骨渣。这些殉葬者遗骸的残存状态远比不上南越王。大体而言，南方的土壤酸度偏高，且墓葬曾被积水长期浸泡，之后又干燥了，一干一湿之间，对尸骨的破坏性极大。两千多年的变迁和侵蚀足以消耗一切有机物。这在其他墓葬中已被充分证明。南越王他们也没能逃脱这个命运，即使他身穿玉片编成的寿衣也无法抵抗自然规律。

穿玉衣下葬的王者，考古界不时也有所发现，可惜这葬具统统不能使迷信的逝者如愿，包括刘备那位经常挂在嘴边的祖先——中山靖王刘胜。他的大墓从未被盗扰，但他和夫人的遗骸也早就化成空气了。

不过，墓葬中原本也不止这些生命遗存。我观察到南越王生前爱吃的黄鱼、鲫鱼和禾花雀，同样陪伴着主人到达了另一个世界。

当然，这些鱼和鸟类不过留下了身体的部分骨头而已。

可是，这些骨骸显然比人类的要完整许多！光是禾花雀的腿骨就有一瓶之多。可以想见，南越王和过去许多广东人一样，嗜吃这种小鸟。从出土的炊具看，似乎能判断出他是一个炙烤爱好者。我猜想，也许那些鱼与鸟都是被精细加工之后的食材，内脏已完全清除，且本身脂肪含量不多。

人就不同了，古代中国人一般都是完整的躯体下葬，而人的内脏尤其是胃肠道，含有大量的粪便和细菌，这些脏器也是最早开始腐烂、产气的，在潮湿的环境中自然腐败得更加彻底。此外，人体丰富的脂肪组织也能较快地自溶并滋生更多的细菌，在很大程度上加速了遗体的腐烂过程。

南越王好歹保留着一侧下颌骨和上面的牙齿，还有一小块颅骨，比起殉葬者几乎被销蚀得无影无踪，总算好一些。这是偶然还是必然呢？难道他那一身玉衣真能起到保护作用？

带着疑问，我又去参观了南越王的生活起居品。也许，他的日常所用、所吃能提供一点蛛丝马迹。终于，我发现了一套铜杵臼，就是传说中玉兔在蟾宫捣药的那套用具。

帝王们要么追求长生不老，要么长期病恹恹的，奢望延年益寿，墓葬中发现药罐、药材也属正常。而这位南越王除了带着一根难得的羚羊角（传统医学认定有药用价值），还带有一堆矿石。这些矿石可不是普通的矿产，而是五种颇为讲究的物件。联想起魏晋南北朝兴起的寒食散（五石散），还有何晏等大名士服药后种种匪夷所思的“功效”，乃至高度可疑的副作用，我觉得眼前的五种矿物，应该就是五石散的原始配方。几百年后的五石散，就是以此为雏形发展改良的，有些核心配方可能长期存在。

南越王使用的五种药用矿物，包括雄黄、硫磺、赭石、紫水晶和绿松石，估计他是让人把这些混合物捣碎了制成药物服用。然而，它们具备防病治病、强身健体的功效吗？

按传统医学的说法，这五种矿石中的每一样都可以治病。在南越王生活的年代，中医学说未必发展得很完善，那时的古人大多也是凭经验诊疗。不过，后世的中医学说肯定借鉴了这些用法。由此，日积月累，在不能做出化学鉴定的古代世界，人们的治病方剂越积越多，不过也是良莠不齐，后世终于成就了李时珍的《本草纲目》这样的鸿篇巨制。可真正让医家意识到有副作用、风险极大、需要剔除的方子，总归是不太多的。

绿松石是一种水合铜铝磷酸盐矿物，后世多用作佩戴或观赏的装饰品原料。这些矿物质本身比较稳定，少量进入人的身体不会有太大的不良反应。现代医学未能发现这种物质有特殊的医用价值，而人体内的胃酸估计是可以与它发生化学反应的，进入人体的铜离子、铝离子，终究不是越多越好，尤其是金属铝。

紫水晶的主要成分是二氧化硅，天然产的紫水晶因含铁、锰等矿物质而形成漂亮的紫色。二氧化硅的化学性质不活泼，不容易与水和大部分酸发生反应。经口腔摄取的二氧化硅基本上是无毒的，但药用价值也不大。

赭石主含三氧化二铁。中医认为可“平肝潜阳，降逆，止血。”但三氧化二铁并不容易被人体吸收继而补充铁质，说白了，这只是铁锈的主要成分。我们不能通过吃铁锈补铁，补铁需服用硫酸亚铁、活性铁等，这才比较适宜。

硫磺与皮肤接触，在其分泌物的作用下可产生硫化氢及五硫磺酸，有杀菌、杀疥的作用。它本身不活泼，内服后变成硫化物及硫化氢，刺激胃肠黏膜使之兴奋蠕动。肠内容物中，成分都很复杂，脂肪性物质较多时，更易产生大量的硫化氢而致泻。南越国人是否将其视为泻药，犹未可知。

雄黄的主要成分是四硫化四砷，煅烧后才成为三氧化二砷（砒霜）。雄黄在中医领域的地位不凡，但现代科学证实它有毒，虽然毒性不像砒霜那么大，但长期、大量服用仍可导致慢性砷中毒。著名的牛黄解毒片等就含有雄黄，包装上明确标注成分量，需慎重服用。此外，砷还有某种防腐作用。南越王的遗骸稍比殉葬者们保存完好，莫非与他长期服用雄黄有关？

其实，每一种矿物质单独地少量服用，未必有严重不良反应。但是，如果南越王将其熔于一炉，加入“炼丹”的概念并长期“进补”，后果也许就很严重！古代帝王死于丹药者比比皆是，被侵蚀健康者恐怕不计其数，南越王估计也是其中一位。

是药三分毒

曾国藩有勤写日记的习惯，他的日记完整地保留了下来，成为研究中国近代史的第一手材料。后世以学曾国藩自居的蒋介石也有类似的习惯。

名人的日记，不仅对研究历史很有价值，对了解当时的人情世故，其价值也可圈可点。

在同治十年（1871）十一月初一的日记中，曾国藩写道："巳初出城，至上新河观新设木厘局，司道、府县皆至，小坐片刻。旋同至江边看木牌（排），步行里余，回至局中。汤小秋等备酒席小宴，宴毕归。申初至署，往返约四十里。"

曾国藩当时虽然只有 60 岁出头，但已是风烛残年、百病缠身，在写完这篇日记后不到半年，就撒手人寰了。

今人难免会感到疑惑：日理万机的曾大人，怎么会拖着病躯，冒着严寒，花大半天时间，来回走 40 里地，再顶着江风步行一里多地，到河边看看木排，然后回到局里吃顿饭就走了？这个汤小秋到底是什么人？

这里提到的"上新河木厘局"不是新设的机构，而是升了格，是一个木材税务稽查机构，设在金陵城外的长江边上。曾国藩当天带领众多下属来上新河视察，既是表示祝贺，也是给予重视。

该机构负责人就是汤小秋，其身份极为特殊，曾国藩的到来，与其说是视察工作，不如说是看望故人之子。汤小秋名叫汤寿铭，其父字海秋，大名汤鹏，是道光年间著名的思想家、文学家，还是才华横溢、任性使气的诗人，也是曾国藩的同乡兼好友。汤鹏在《清史稿》有传，其影响力可见一斑。史载，其“初喜为诗，自上古歌谣至三百篇、汉、魏、六朝、唐，无不形规而神絜之，有诗三千首。”（《清史稿》）又说他“负才气，郁不得施，乃著之言，为《浮邱子》一书。”（《汤海秋传》）

汤鹏既然是当时的文化名人，又在朝廷任职，还能和一向严格要求别人的曾国藩为友，想必是个性格中规中矩的稳重之人。

然而恰恰相反，此君“意气蹈厉，其议论所许可，惟李德裕、张居正辈”（《清史稿》），还对自己的才干相当自负，动不动就意气用事，性格一点都不稳重，这不仅导致他在官场上屡屡碰壁，甚至赔上了性命！

说到汤鹏的死，我们不能不引述《清稗类钞》等野史笔记中写到的奇葩故事。

话说某日，汤鹏与几个朋友在家中小聚，有人说某某服用大黄（中药名）后死了，汤鹏却急于反驳道：“不可能吧？大黄是我的常用药，我都服用多少年了，没病也吃，怎么可能吃死人？”为了证明自己正确，他当即吩咐仆人去药铺买了几两回来。朋友们担心出事，纷纷制止，汤鹏却已吞下了六七钱。朋友们抢走他手上的药，汤鹏又强行夺回一大块嚼烂吞下，边吞咽边愤愤不平地说：“鬼才相信吃大黄会死人呢！”傍晚朋友离去后，汤鹏开始泻肚，天亮前竟然气绝身亡了。

《清稗类钞》说汤鹏死于服药后的第二天黎明，但在曾国藩写于道光二十四年（1844年）七月二十日的《禀父母》信中，他禀报汤鹏这位同乡老朋友的死讯时，明确记载为：“汤海秋于七月八日得病，初九未刻即逝。”

可知汤鹏死于当年七月九日中午两点前后，与《清稗类钞》等野史笔记所写稍有不同，当然应以曾国藩记录的时间为准。不过，这个故事是否可信呢？世界上真有这么犟、这么傻的人吗？

逝世前半年，汤鹏恰好因一事与曾国藩断了来往。但听到他的死讯后，曾国藩还是立即赶往汤家吊唁。道光二十四年九月，汤鹏的灵柩被送回湖南安葬，曾国藩又特别起了个大早赶到城外送别。在汤鹏死后第十天，曾国藩更是怀着沉重的心情，花了三天时间写成一篇悼念文章，这就是如今收录于《曾国藩全集·诗文》中的《祭汤海秋文》。所有这些，都表明他俩的交情原本很不一般。

《祭汤海秋文》开篇明义就点明了汤鹏死因：“赫赫汤君，倏焉已陈。一呷之药，椓我天民。岂不有命！药则何罪？死而死耳，知君不悔。”

汤鹏与人赌气吃药致死，当然不能错怪药物，自己也没法后悔。其中“椓我天民”四字，既是曾国藩对汤鹏这位才华横溢友人的痛惜，也是对其孟浪和愚蠢行为的批评。

那么，大黄到底有没有毒呢?

大黄是泻下药，是泻药的代表性中药。据中医理论而言，大黄的药味及药性属于味苦、寒之品，它归经于脾、胃、大肠、心、肝等经，对这些脏腑及其经络具有较明显的功效。

在古人眼中，大黄具有强效的泻下功效，是治疗便秘、肠道食积停滞、消化不良等消化系统不畅的主要药物。大黄又能清利湿热，使湿热下泻，可治疗湿热所致的肝炎、黄疸、腹痛、泻痢、淋病等。中医还认为，大黄有清热、解毒、活血的功效，可用于舒缓各种内出血症状（包括呕血、吐血、便血、尿血）；其清热解毒的功效还可用于处理口舌生疮、各类皮肤疮疡、烧伤等。它与附子、人参、熟地，被称为中药材的“四大金刚”。

由大黄组方的中药复方甚多,《伤寒论》《金匮要略》中就载有约 20 张，皆为临床所习用。现代药理研究发现，大黄所含蒽醌类、多糖类、鞣质类等成分，具有抗病原微生物、致泻、保肝利胆、保护心脑血管、降血脂、抑制肿瘤细胞增殖和诱导其凋亡等多种作用。

即便是如此，大黄毕竟是药物，没病乱吃药本就是愚昧行为，当时未吃出病，只是因为剂量少，还未产生症状而已，不代表大黄对脏器毫无伤害。

服用大黄过量也可中毒，尤其是鲜大黄毒性较大，可引起恶心、呕吐、头昏、腹胀痛、黄疸等，另外，严重腹泻也是大家能想象出来的。在古代，腹泻真的是会死人的，因为没有现代的静脉输液技术，患者很可能会严重脱水甚至休克而死。汤鹏为图一时之快、逞一时之能，以身试“药”，结果落得几乎像自杀一样的下场，对文学界和好友曾国藩都是个不小的打击！

很多朋友认为只有西药才有副作用，中药是安全的，可以放心使用或“进补”，实在是忘了“是药三分毒”啊！

好药配名医

历史上号称神医的人很多，可史书上有真才实学、真知灼见且能救人于危难、能人所不能者，凤毛麟角。

历史上有过不少非医学专业人士，要么久病成“医”，要么自学成“才”，而这一切纯粹出于对医学的兴趣。

499 年，中国还处于南北朝的分裂时期。这一年，北魏著名的孝文帝去世，而南朝的萧齐政权，由于皇帝的倒行逆施，国家正处于风雨飘摇中。而梁朝的建立者正酝酿着取而代之。此时，一个叫姚僧垣的婴儿呱呱坠地。日后，他担任过南梁骠骑庐陵王府田曹参军、文德主帅、直合将军；北周静帝嗣位后，移民北国的他又迁为开府仪同大将军。乱世之中，南人北仕，北人南下都是常见现象，当时封任将军者多如牛毛。然而，姚僧垣最引以为豪的是，他成为南北两国君主们的御医中的佼佼者。行医才是他的本职工作，将军不过是荣誉虚衔。

梁朝的建立者梁武帝萧衍，比姚僧垣大了整整 35 岁。由于父亲爱好医学，姚僧垣从小受到良好的熏陶，他的医学知识也就逐渐积累下来，加上有着丰富的医学实践，姚僧垣的名气便越来越大。44 岁时，他被授予“殿中医师”，有机会进一步接触武帝。这时的武帝已是 79 岁的老人了！

人老了，性格会变得固执。《周书卷四十七·列传第三十九》记载，梁武帝尝因发热，欲服大黄。僧垣曰：“大黄乃是快药。然至尊年高，不宜轻用。”帝弗从，遂至危笃。

大黄之性，“泻下攻积，清热泻火，止血，解毒，活血祛瘀”。它是中医常用的通便、泻火药物，“药性峻利”“性大苦大寒”。其根部用作泻药的历史，至少有 5000 年，不论是传统的中医药还是中世纪时期的阿拉伯世界及欧洲的药方中均有提及。

不过，大黄并非绝对安全，其毒性主要集中在叶片。大黄叶片含有草酸，这是一种存在于许多植物中的酸，但也是一种有肾毒性和腐蚀性的酸性物质。难道梁武帝被毒副作用伤害了？

其实，服用一般剂量，其毒性对人体的影响并不明显。

梁武帝是爱好医学之人，估计看过不少医书，也常跟医师切磋技艺，自认为对医学和病症的把握非常到位。于是，自信满满地用大黄自医。既然大黄可以“泻火”，那么他拿来退热岂不是对症下药？

可惜，这只是按图索骥罢了。中医的“火”是一个抽象的概念，并不完全等同于产生热力的火焰。发热，通俗地说就是发烧，最常见的原因还是感染，病毒性感染或细菌性感染都有可能。较普遍的是感冒病毒导致的发热，而现代的医药学并没有证据显示大黄的有效成分可以退热。

医疗实践中，我们发现有些便秘的小孩偶有低烧，一旦大便通畅，低烧也就消退了。古人大概也有类似的经验积累，至于具体原因，现代医学还不能做出准确的回答。梁武帝或许正是受到这些传言的启发。然而，大黄虽是好药，但也要看是否对症，以及使用对象是否合适。

可以想象，原本只是发烧却没有便秘的梁武帝不听劝阻，自行服用大黄后，必然腹泻频繁。原本发烧就造成体内水分被蒸发不少，这下更是火上浇油，腹泻带来更严重的水分流失和电解质紊乱，这对一个活在没有静脉补液年代的耄耋老人而言，是可能致命的！距今一百多年前，慈禧太后就是因腹泻而一命呜呼的。

好在梁武帝的身子骨硬朗，最后总算是熬过去了。直到 85 岁时死于侯景之乱。

姚僧垣不盲从皇帝的偏见，坚持己见，其医学水平可见一斑。可能在古代世界，一种用于“排毒”的药物或医疗手段往往像万金油似的，什么病都用此方法来治，这也是庸医的一贯做法。就如同西方世界在 19 世纪前，非常推崇放血疗法一样，许多患有各种奇怪疾病的名人，或主动或被动地都接受了这种疗法，连赫赫有名的美国开国元勋华盛顿也不例外。相传，华盛顿咽喉感染，医生用此法治之，结果导致其失血过度而死。

大黄是重要的药材，但用得好才能体现医术高明。

《周书 · 姚僧垣列传》载：“梁元帝（梁武帝之子萧绎）尝有心腹疾，乃召诸医议治疗之方。咸谓至尊至贵，不可轻脱，宜用平药，可渐宣通。僧垣曰，‘脉洪而实，此有宿食。非用大黄，必无瘥理。’梁元帝从之，进汤讫，果下宿食，因而疾愈。”

这一次，群医又矫枉过正，观点非常保守。而姚僧垣力排众议，坚持用大黄。他在医疗界崇高的地位和优秀的行医记录，让元帝最终站在他这边，把性命托付给了他。

从后来的事实看，梁元帝并不是心脏有什么问题，此君享年不过 40 多岁，还没活到心脏功能衰退的年龄。从现代医学的角度分析，他应该是得了胃肠功能紊乱，也可以理解成消化不良，粪便堆积，往下不通，往上自然就腹胀、胃闷等不适，病痛位置似在“心腹”而已。

姚僧垣诊断明确，尽管他用的是中医的概念。他大胆起用大黄，果然一剂见效。梁元帝把宿便排泄干净后，也就心腹舒坦了。他的病能治好，一部分是良医的功劳，一部分也是因为此人有自知之明，能信任专业人士，而不是像他父亲那样刚愎自用。

笔者也想起在平时的医疗工作中，总会遇到一些很难缠的患者或家属。他们常常都是被疾病困扰多年之人，也见识过许多药物和医生。一旦疗程不如意，他们有时会固执地坚持某个方案，比如心衰患者气促、浮肿改善不明显，就急于自行加大利尿剂的用量，医生若不同意，他们就大发脾气，而意气用事的结果就是加重病情。毕竟，过多地利尿会导致体内水分、电解质流失过猛，尤其对血压本身偏低者，隐患是很可怕的。这个时候，摒弃执拗，听从专业人士的安排，才是出路啊！

梁元帝驾崩后，姚僧垣投靠了北周。后来周武帝宇文邕御驾亲征，途中“口不能言；睑垂覆目，不复瞻视；一足短缩，又不得行”，对于如此复杂的神经系统疾病，姚僧垣居然也能手到病除，真神医也！

请不要再嘲笑李时珍

在各种书店里面，李时珍的《本草纲目》原本或精简的通俗读本总会在养生栏占据一席之地。的确，这部来自古代世界的医药巨典，一直以来都在国人心目中享有崇高的地位。

《本草纲目》共收纳诸家本草所收药物 1892 种，其中植物 1195 种；共辑录古代药学家和民间单方 11 096 则；书前附药物形态图 1100 余幅。正如李时珍编写这部医学巨典的初心，此书尽可能纠正了前人记载的谬误和混乱，查漏补缺，并且有很多重要的发现和突破。可是，这样的鸿篇巨著毕竟是古代社会的产物，李时珍也是 500 多年前的明朝人。在进入现代文明后，医学和药理学体系已经发生了翻天覆地的变化。那么，明朝的医药成就还能否指导现代的医疗行为？李时珍用毕生心血灌注的著作的价值还剩几何？

书中收录一药，名“明水”，亦称方诸水。方诸是一种大蚌的名字，据载，“月明之夜，捕得方诸，取其壳中贮水，清明纯洁，即是方诸水。气味甘、寒、无毒”。《本草纲目》认为用此物洗眼，可去雾明目，饮此水，有安神作用，亦去小儿烦热。

在古人看来，这或许是一味神药。可是在现代人眼里，这如同天方夜谭！况且，如今医药发达，视力模糊、失眠烦躁、发热、畏寒都有专门的诊治手段。你无法想象，如果在现代医院使用蚌壳之水进行医治，简直荒诞至极。

类似的记载还有许多，看多了不免心生唏嘘。一是哀叹古人的科技落后、视野局限，很多简单的疾病都束手无策，明代皇帝的寿命超过 40 岁的都寥寥无几；二是不禁感慨：李时珍孜孜以求的医药汇总，原来也是鱼龙混杂、泥沙俱下，或许只是对古人有些许帮助吧。

一日，老友邀请我观看他的后花园。他说最近栽种了“曼陀罗花”。我走近一看，果然娇艳。这是一款紫色的花卉，形状如倒垂的大喇叭，束腰、张扬，吐着妖冶的赤色花蕊，令人想起缠着埃及艳后的那条毒蛇吐出口的诡异信子。如果你想入非非，那么就得万分小心了。

梵语称谓似乎抬高了此花的身价，其实它在国内也叫狗核桃、洋金花、枫茄花、闹羊花、醉心花，如是种种，大多是山民随口而出的名号。喊它“狗核桃”是说其果实徒有核桃的外表，没有核桃的众多优点。人们便鄙视之，“狗核桃”的“狗”字，一下就将它打落尘埃。

曼陀罗其实在古医药界久负盛名。相传，华佗的“麻沸散”就是用它作为药引的。日本 19 世纪的麻醉先驱华冈青洲，仰慕华佗久矣，他创制了日本版的麻沸散，其中就明确使用了曼陀罗花。

不过，曼陀罗花在古代中国首先是以致人疯癫而闻名的。前人的记载汗牛充栋，但真实情况是这样吗？李时珍是一个敢于用“神农尝百草”精神检验药方的医者，这是他尤为伟大之处。

这段经历被李时珍写入了《本草纲目》：“相传此花笑采酿酒，令人笑，舞采酿酒，令人舞。予常试之，饮酒半酣，更令一人或笑或舞引之，乃验也。”

曼陀罗花酒真的能使人疯疯癫癫地或笑或舞！如果有人诱导，饮用者的表现会更加酣畅淋漓。这到底是为什么？

一查现代药典，笔者呆住了。原来，曼陀罗作为中医草药，同时以缓解哮喘症状知名，也用作手术或接骨止痛剂，更是强力的迷幻剂和谵妄剂。李时珍在《本草纲目》中记载：“八月采此花，七月采火麻子花，阴干，等分，为末，热酒调服三钱，少顷昏昏如醉。割疮灸火，宜先服此，则不觉其苦也。”这正强调了它的麻醉作用，可以减轻患者接受外科手术和直接艾灸时的痛楚。现代药理学证实，东莨菪碱是曼陀罗的主要成分。

对于东莨菪碱，我并不陌生。这是如今的医疗常用药物。可是，我们平常使用的含有东莨菪碱的药剂，主要是解痉药，就是那些腹泻、腹部绞痛的患者经常使用的药片或针剂，对解除内脏痉挛很有效，至于肾结石引起的肾绞痛，东莨菪碱也能发挥出色的止痛效果。真没想到，它居然对呼吸道和中枢神经系统也有作用！

一种药物能起到什么功效，能作用在什么部位或组织，其剂量大小至关重要。在使用小剂量时，东莨菪碱能抑制大脑皮质活动，使人产生嗜睡和健忘的症状；而且对眼平滑肌和腺体分泌的抑制、对内脏平滑肌的解痉，尤其是阻断神经节及神经肌肉接头，都有功效。但是，总体来看，对中枢的作用较弱。这就是为什么小剂量的东莨菪碱可以用来减少呼吸道的分泌物，可以缓解气管痉挛从而达到平喘；可以舒缓肠子痉挛从而达到解除腹痛的药理学基础。

然而，使用较大剂量的东莨菪碱，患者可出现催眠效应。大剂量使用东莨菪碱时，患者更可产生激动、不安、幻觉或谵妄等中枢兴奋症状，但随后，患者很快进入睡眠状态。这就是为什么李时珍喝了曼陀罗花酿的酒后会大笑不止、手舞足蹈，这正是曼陀罗花具备麻醉、止痛功效的根本原因。

不过，古人并没有形成科学世界观，也不懂得分子生物学，更谈不上精确的实验室测量和重复验证，他们仰仗的是世代积累的实践经验。在这种情况下使用曼陀罗就非常困难了，剂量小了起不到麻醉作用，剂量大了就有毒性了，稍有不慎甚至可能致死。由此可见，曼陀罗这把双刃剑，古人舞起来并不那么得心应手。

其实，我们大可不必纠缠于《本草纲目》的正确与谬误。如果我们嘲笑李时珍，就如同后人嘲笑我们的愚蠢一样。李时珍已将明代医药学推向新的高峰。诚然，《本草纲目》并不能提供绝对有效、科学的药方，但倘若没有李时珍和《本草纲目》，必然会有更多的古人饱受疾病的折磨，甚至死去。《明史》为他单独列传三百字，也足见其历史贡献。

李时珍考过秀才，后三次考举人失败，便彻底放弃了科举入仕的道路，转而一心一意治病救人。从其后人所作的回忆文章推测，李时珍曾当过湖北楚王府的医官，后来便在民间行医，而史书并没有明确记载他奔赴北京在太医院任职的辉煌经历。他一生拮据，生前并无经济能力出版自己的心血之作，这也是那个时代医者的普遍遭遇。

他不是药神，也不是医圣，但他是名副其实的良医。

第2章

狂与怪，精神病还是难言之隐

“死而复生”的宋英宗

不少帝王都曾面对这样一个尴尬的问题：无子嗣。这些帝王大多并非没有生育能力，却总是运气不佳，要么儿子早夭，要么生的都是女儿，无法传承皇位。明代就出现过嘉靖皇帝接堂兄的班，清朝光绪皇帝也是同样的情况，宗室旁支华丽转身，登基称帝。其实类似情况早有先例，而且接班人的血缘关系更为疏远！

北宋的宋仁宗在位近半个世纪，是宋朝在位时间最长的帝王。不过他死后，继承皇位的不是儿子，不是兄弟，也不是子侄，而是堂兄之子。宋仁宗赵祯虽然生育旺盛，可惜一辈子都摆脱不了上文提到的霉运；更可怜的是，他的兄弟去世得都很早，也没留下子嗣；到了自己晚年的时候，皇位继承人不得不从养子里选择，这个“备胎”皇太子，其实早在他三岁时就被召入宫中抚养。也多亏了宋仁宗年轻时能有如此的“忧患意识”和生育危机感。

这位幸运或不幸运的接班人叫赵曙，原名赵宗实，是宋太宗曾孙，濮王赵允让之子，赵允让正是宋仁宗的堂兄。

应该这样理解，当年像赵曙这样被接入宫中当“备胎”的贵族幼儿不在少数，后世如宋高宗等人也有类似的操作，这样做就是担心自己真的无后，备胎就是最后的希望。作为备胎，赵曙一开始也并非明确具有继承人身份，毕竟老皇帝还要一边抚养，一边教育，一边观察他们的资质和品行，总得找个品学兼优、身体健康的吧？而最关键一点在于，老皇帝自信自己尚有生育能力，一旦他有子嗣降生，那么备胎就得被打发回家了。于是，赵曙的青少年时代就是在这样反反复复的入宫和出宫的折腾中度过，他时而认回亲生父母，时而又被剥夺跟亲生父母相聚的机会，这对一个青少年来说是多么大的心理阴影啊！

不过命运之神到底没有眷顾宋仁宗，他的儿子都短寿，他人生的后半程居然生的都是女儿，偏偏就没儿子！而此时的赵曙确实有优秀之处。于是，他到了而立之年，终于被册立为储君，也就是后来的宋英宗。

然而，不幸的是，宋英宗赵曙只在位四年就去世了，而且死前还有一段小风波。

宋英宗短暂的人生只有 35 年，其间他活得一点也不轻松。《宋史·卷十三·英宗本纪》说他“天性笃孝，好读书，不为燕嬉亵慢，服御俭素如儒者。”这也许是他在仁宗心目中得以加分的重要因素吧。不过，宋英宗的身体状况一贯都不好。具体是什么致命的疾病导致他年纪轻轻就撒手人寰，恐怕从目前的史料中难以找出准确答案。司马光在《辞左仆射第一札子》里说皇帝“加以近婴疾疹，久不朝参。”至于是何种病，还是不得而知。他是不是因免疫力下降导致出现痘疹（比如麻疹）之类的病毒性感染，从而引发什么严重疾病致死，有待考证。

不过宋英宗的精神状态异常却在史书中有明确记载。

英宗登基才第四天，也许因为过度疲劳与心理压力，开始出现精神失常，“不知人，语言失序”。仁宗大敛之际，英宗“疾增剧，号呼狂走，不能成礼”。老臣韩琦在《家传》中还记载，英宗甚至大喊“待杀我！”左右大为震惊，不知所措，幸亏韩琦眼疾手快，带人把皇帝扶入内廷。

虽然贵为仁宗养子，但长期并非名正言顺的皇子，赵曙内心的煎熬可想而知。由“待杀我”一语推知，他的内心极度不安，充满焦虑，深怕自己遭遇不测。再由《续资治通鉴长编·卷一百九十八》记载的英宗“初以忧疑得疾，举措或改常度”来判断，英宗疑似患有精神疾病（精神分裂症有待排除）或心理障碍，家庭遗传与抗压性不足可能是他的患病主因。

更可怕的是，在随后的日子里，英宗在史书上留下的症状皆如是：“举措语言不能自择”“乱其本性”“其举措言语有不合常度者”“苦其瞑眩”“心神未宁，则语言举动不中节”，司马光甚至说他“精爽迷乱，冥然无知，言语动作不自省记，不识亲疏，不择贵贱”。如此严重的病情甚至让皇太后一度产生废黜其帝位的想法，还好老臣韩琦、欧阳修没有放弃，在他们的劝慰下，退位风波才暂告一段落。

治平三年（1066 年）12 月 19 日，英宗病情加重，大臣韩琦奏请册立太子，英宗于是下诏立皇长子赵顼（日后的宋神宗）为太子，大赦天下。次年正月八日，英宗崩，享年 35 岁。

当皇帝的死讯传出时，太子尚未进宫即位，在英宗遗体旁边的参知政事曾公亮发现英宗的手指突然动了一下，他大惊失色，问韩琦该如何应对，要是皇帝没死，现在又已按大行皇帝[①]旨意任命太子继承皇位，那岂不是自相矛盾？

韩琦果断地说："先帝复生，为太上皇。"他的意思是，如果宋英宗没有死，他也只能做太上皇了，真正的皇帝还是要让赵顼来接任，毕竟朝廷的公文已经颁布，无法追回，赵顼继承帝位已经具有严肃的"法律效力"，不能朝令夕改！当然，我们可以推想韩琦有自己的判断，毕竟当时英宗已患病大半年，近一个月病情加重又卧床不起，回天乏术，起死回生的机会微乎其微。

其实，英宗的这种状况叫作死后抽搐，亦称尸体痉挛，是指人或动物死亡后，肌肉未经松弛就立即发生僵硬，致使其肢体仍然有少许动作或抽搐。尸体痉挛的成因，一般观点认为是死前肌肉剧烈运动或伴随较大的情绪波动，耗尽了三磷酸腺苷，导致死后肌肉僵硬形成痉挛。

另一种解释是反射弧应激反应。比如人的手指触到烫的东西马上会有缩手反应，但这并不是大脑指挥的，而是反射弧（包括感受器、传入神经、中间神经元、传出神经和效应器）的应激反应。宋英宗纵然当时已经临床死亡（包括脑死亡），中枢神经系统业已停止运转，但肌肉周边的神经末梢还没有完全停止运转，还可能做出某些反应，看起来就像震动似的。这和大

① 大行皇帝，通常是指皇帝去世后且谥号、庙号未确立之前的称呼。该称呼体现了对刚去世皇帝的尊敬。——编者注

家买到新鲜牛肉时还能一动一动的是一个道理。这是自然现象，现在看来并不诡异，也没有什么值得害怕的。

宋英宗在位时间很短，且长期患病，难有政绩可言，但他全力支持司马光编纂《资治通鉴》。而后者用了整整 19 年时间来回报英宗的信任，为后世留下一部皇皇巨著！从这个角度来说，短命的宋英宗也算永垂不朽了。

皇子中的极品恶人

南北朝时，政局混乱，尤其是南朝，政权更替频仍，皇帝的名字能被后世记住的实在不多，特别是最后一个朝代陈朝以及陈朝的帝王们。

不过，陈后主陈叔宝，可谓家喻户晓。这位末代皇帝荒淫无度，却又文采斐然，有诗作《玉树后庭花》传世，又因堕井躲避隋兵、向隋朝央求官职而被隋文帝杨坚嘲讽为“全无心肝”，留下千古笑柄。

其实，陈叔宝还有一位更奇葩的弟弟，此人甚至一度危及他的皇位。话说，陈叔宝的父皇陈高宗陈顼去世后，所有皇族成员都在大殿吊唁。身为长子、合法皇位继承人的陈叔宝正扶着棺椁哭得昏天黑地的时候，忽然一把刀子狠狠地砍向了他。

行凶者居然是他的弟弟陈叔陵！《南史》记载，“叔陵以剉药刀斫后主中项。太后驰来救焉，叔陵又斫太后数下。”真是丧失人伦！好在陈叔陵不懂解剖知识，以为像刽子手一样拿刀砍人后颈（项），就能轻松将人杀掉。然而，颈骨坚硬，没受过专业训练且用不专业的工具（剉药刀）是不会立刻将人置于死地的，更不会轻易砍掉人的头颅。如果砍的是对方的颈前——这里的大动脉尤为关键，一旦颈动脉断裂，伤者便会喷血不止、脑部缺血而死。

一番忙乱的争执之后，陈叔宝落荒而逃，陈叔陵也畏罪潜逃。后来陈叔陵收拢部下，企图强行武力篡位。但他手下不过是乌合之众，响应者亦寥寥无几，最后叛乱很快被平息了。陈叔陵身首异处，落得“流尸中江，污潴其室”“诸子即日并赐死”的下场。

本来，血腥的宫廷争斗在历史上多如牛毛，这起事件似乎并不起眼。但是事后分析，陈叔陵的行为不像李世民那样的成功者经过深思熟虑、巧妙布局，更像是莽撞的一时兴起，带有强烈的意气用事、即兴“犯罪”的成分。这种仓促无谋的做法，注定失败。别人搞政变，哪有如此轻率用事的？这位皇子莫不是个傻子？

翻查《陈书》后，笔者恍然大悟。原来此子不但不傻，还颇有聪慧之资。

陈叔陵年少时机智善言，可舍身以求声名，强劲勇武但决不向人低头屈服。他 13 岁任中书侍郎；14 岁出京任持节，都督江州诸军事，为南中郎将、江州刺史；16 岁时，政令皆出自己手，属官不敢干预。

再往下看，笔者便隐隐觉得这像是一位精神病人。

有一种心理疾病叫人格分裂。《中国精神障碍分类与诊断标准》（第 3 版）中对分裂型人格障碍的特征表述为：（1）有奇异信念或与文化背景不相称的行为，如相信心灵感应等；（2）反常的或特殊的行为，如服饰奇特、行为不合时宜、习惯或目的不明确；（3）言语怪异，并非文化程度或智力障碍等因素所引起；（4）对人冷淡，对亲属也不例外，缺少温暖体贴……诊断标准共列举了七项，患者至少符合上述项目中的三项，方可诊断为分裂型人格障碍。

陈叔陵谋杀兄长，并砍伤太后的禽兽行为，除了政治上争权的因素外，是否也体现出此人毫无亲情可言、内心冷酷无情？史料没有记载陈朝此时期的皇位纠纷，也没有记载陈叔宝先下手整弟弟（他作为第一继承人似乎也毫无必要如此龌龊）。可见，陈叔陵的行为比李世民发动“玄武门之变”杀害兄弟要恶劣、幼稚得多，政治嗅觉也更迟钝得多。另外，陈叔陵是否有种特殊的心灵体验——觉得父皇生前对他委以重任就是溺爱，有意把皇位传给自己？这也未必不是他怒起杀心的诱因。他不理会哥哥作为封建王朝的嫡长子，又无过失，接受皇位是理所当然的事，这显然有悖于当时的价值观。自然，他的“倒行逆施”也得不到大臣和将士们的普遍响应。

其实，这位皇弟的日常行为已见患病的端倪。

看看他的一些怪异行为艺术：“夜常不卧，烧烛达晓，呼召宾客，说民间细事，戏谑无所不为。性不饮酒，唯多置肴胾，昼夜食啖而已。”（《陈书·列传三十》）

又如，“叔陵修饰虚名，每入朝，常于车中马上执卷读书，高声长诵，阳阳自若。归坐斋中，或自执斧斤为沐猴百戏。”（《陈书·列传三十》）一会儿手持卷轴读书，高声长诵；一会儿在家自持器具仿效沐猴而舞，做种种嬉戏。他好像表演欲极强！

至于对下属和百姓的动辄杀伐、凌辱，更是罄竹难书，但这些行为未必仅是“残忍暴虐”就能解释的。

再往下看，笔者简直惊呆了，冷汗直冒。原来，这个变态的家伙还是一个盗墓专家，人家盗墓是为了钱财，他却有不可告人的目的！

《陈书·列传三十》记载：“（陈叔陵）好游冢墓间，遇有茔表主名可知者，辄令左右发掘，取其石志古器，并骸骨肘胫，持为玩弄，藏之库中。”烟雨江南、六朝古都，这一带自从三国时期孙吴时代便是文人、名人、豪门、望族的聚居地，南京附近历来就是风水宝地，墓葬众多。陈叔陵到处游玩，看到哪一处坟冢上标明的是某位名人，立刻命人掘地三尺，盗取墓志铭和古器还是其次，他最感兴趣的竟是墓主人的骸骨，尤其是肢体骨骼！他把这些东西跟古器一并作为把玩、观赏的玩意儿，并妥善收藏。

这难道不令人毛骨悚然？

陈叔陵的生母彭氏去世后，他请求在梅岭下葬，竟然开掘了190多年前、东晋太傅谢安的墓葬，还把谢安开棺扬骨，改葬其母入内。服丧初期，他假装哀伤自毁，自称刺血写《涅槃经》超度，可不到10天便令厨子杀鲜禽活兽，每天进食美味，又私下招来手下人的妻子、女儿，与之通奸。一代名臣谢安的骸骨，或也成了他把玩的古物？！

陈叔陵的荒淫怪诞，终于招来父皇陈高宗的谴责。不过，高宗仅仅惩处了陈叔陵的属官，并未处罚陈叔陵本人，不久又给他封官晋爵，这种溺爱式的纵容助长了陈叔陵的嚣张气焰，更让他在潜意识里认为父皇心目中最爱的皇子就是他，自己可以继续为非作歹，这也为他日后的悲剧埋下祸根。

心理学上，多疑、不信任他人、妒忌、敏感、易怒、心怀怨恨、自负，这些都是分裂型人格障碍的表现。

陈叔陵确实敏感、易怒，他对稍有过失的下属严加处罚，手段凶残，极为暴戾，“诸州镇闻其至，皆震恐股栗”（《陈书·列传三十》）；他也确实多疑、不信任他人，其官署文案，如非传唤不得擅自上呈。

他当然也自负于自己少年得志，又嫉妒兄长登基称帝，怨恨之情由此愈演愈烈，终致在父皇的灵前丑态尽出，最终死无全尸！

如此看来，说他患有分裂型人格障碍并不为过。古人不会意识到这是一种病态心理，治疗更无从谈起，只能在史书上将他当成恶人的典型加以鞭挞了。

不良太子堕落记

唐太宗李世民，是开创“贞观之治”的一代风流人物，也是许多帝王仰慕的明君。但他如何夺取太子之位并登基坐殿，稍对历史感兴趣的人也能道出一二。那么，李世民的儿子们就没有发生类似上一代那样残酷血腥的夺嫡之争吗？任何封建王朝都无法杜绝这种手足相残的丑剧，李唐王朝只不过是一个相对极端的例子罢了。李世民既然从血雨腥风中走来，那么他必然会极力避免之。可惜，事与愿违，一场宫廷恶斗终将被点燃。

史书记载，李世民有 14 个儿子。不过按宗法礼制，能继承皇位的一般只有皇后生的嫡子，嫡子优先，余者皆为庶子，除非嫡长子去世或有其他特殊原因，否则庶子不可能被立为储君。如果将帝位当作一项重大家产，那么李世民的困局也和某些拥有三妻四妾的富豪一样——子嗣众多，奈何继承人只有一个！

李世民和皇后长孙氏育有三子：李承乾、李泰、李治（即后来的唐高宗）。李承乾不仅是三人中的老大，而且是所有儿子中的长子。据说，“承乾”是宫殿之名，他在此地出生，便由此得名。但仔细推敲，承乾，承接乾坤也，这名字实在起得气势恢宏、雄心万丈，跟刘备给儿子起名刘封、刘禅一样，含有帝王之气。再看看李世民另外 13 个儿子，皆是单名，可见李承乾在家庭中的突出地位。更巧的是，他就出生于爷爷唐高祖李渊建立唐朝的那一年！

这样的孩子，为什么最后会被湮没在历史长河中呢？

事实上，历史曾给予他绝佳的机会。《旧唐书·列传·卷二十六》记载，李世民一做皇帝就立他为太子，“时年八岁，性聪敏，太宗甚爱之”。年纪大一些时，“太宗居谅暗，庶政皆令（承乾）听断，颇识大体。自此太宗每行幸，常令（承乾）居守监国。”看来，这孩子天资不错，在政治上也比较早熟，颇有帝王之资。如果剧情发展顺利，“唐高宗”就应该是他。

然而，历史和他开了个大玩笑。

和许多早早获得父皇宠爱的太子一样，李承乾长大成人后就暴露出致命的弱点——骄奢淫逸。他“好声色，慢游无度，然惧太宗知之，不敢见其迹。每临朝视事，必言忠孝之道，退朝后，便与群小亵狎”。显然，他已学会了耍两面派的伪君子手段，对于哄骗父皇的事更是信手拈来。到了这一步，尚且算不上罪大恶极，父皇李世民要么被蒙在鼓里，要么觉得他还有调教的空间。

但是很遗憾，李承乾的身体健康出现了重大危机——这种危机虽不致命，但却让他的形貌受损！

《旧唐书》记载：“承乾先患足，行甚艰难，而魏王泰有当时美誉，太宗渐爱重之。”《新唐书》也说：“承乾病足，不良行，且惧废，与泰交恶。”原来，李承乾的足部有残疾，导致行走不便。而弟弟李泰也是天资过人，并且能召集一批文人雅士来编辑图书，一时间声名大显，令父皇大加赞许。要知道，前朝隋炀帝杨广夺了哥哥杨勇的太子之位，李承乾深知排行老大也未必保险。父皇会不会另有打算？他肯定心急如焚！

焦虑、嫉妒、自卑，再加上狂傲和不自量力，最终酿成朋党之争和抢班夺权的灾祸。

那么，他的腿部到底出了什么毛病？

历史上，腿部有疾患却能登基称帝者其实大有人在。比如后世的朱高炽，是个超级大胖子，走路都很艰难，需要两个宫人搀扶。但他是明成祖朱棣的嫡长子，朱棣虽然不喜欢他，但帝位不得不传给他；清朝的咸丰帝也在幼年时堕马，致下肢骨折，落下终身残疾，但照样力压最大的竞争对手——六弟恭亲王奕䜣，登上皇位。如果李承乾能看到后面的历史，也许悲剧就不会发生。

倘若李承乾得的是骨折之类的外伤，历史上应该有所记载，可惜新旧唐书和稗官野史都没有提及。至于过度肥胖，像朱高炽这样的极端案例，也并不多见。他会不会如同后世元世祖忽必烈那样，患有痛风性关节炎呢？也不太可能，一来这种病症多见于中年以上患者，李承乾享年不过 27 岁，还未活到痛风的高发年龄；二来痛风是有间歇期的，若治疗得当，未必每时每刻都会发作，自然也不会被视为残疾人了。

用现代医学分析，在青少年下肢非外伤残疾的病因中，脊髓灰质炎（俗称小儿麻痹症）后遗症的占比很大。这是由于脊髓灰质炎病毒传播的疾病，携带病毒者是传染源，他们的粪便会污染食物和饮用水，病毒就是这样传给患者的。在古代和近代，人类的卫生条件极差，又没有可供预防的疫苗，自然会有众多感染者。

好在，许多人感染后并不发病，成了广大的隐性病毒携带者。5% ~ 10% 的人有发烧、头痛、呕吐、腹泻、颈部僵硬及四肢疼痛等轻微症状。这些患者往往在一两周内就会完全康复。

有约 0.5% 的患者因发生肌力变弱而导致行动困难。这就是可怕的肌肉瘫痪的征兆。他们最明显的症状是容易疲劳，即使是轻微的体力活动也不例外，严重者甚至会出现因呼吸或吞咽困难而危及生命的情况。随着病情的发展，他们的下肢会出现各种畸形。早期的畸形可以矫正，但后遗症后期导致瘫痪的肌肉不再恢复，肌纤维逐渐萎缩，甚至消失。继而，因肌肉萎缩、肌力不平衡和身体的负重，导致下肢产生组织挛缩及骨关节畸形。常见的畸形包括关节挛缩、骨关节变形、马蹄内翻足、足外翻、膝内翻或外翻、骨盆倾斜、脊柱侧凸、下肢缩短等。幼童高发，小儿麻痹症便由此得名。考古发现，三四千年前的古埃及砖刻画中就有这样的残疾人形象：一只脚萎缩蜷曲，主人拄着拐杖，甚是可怜。

李承乾的足疾无疑加剧了他的扭曲性格和变态心理。他甚至与一名叫“称心”的俊美乐童同吃同住。李世民对此勃然大怒，下令处死了称心。李承乾对称心的死深感悲痛，他在东宫中为称心立像，早晚祭奠，并在宫苑中为称心筑冢立碑，私下赠予称心官爵。不久，因感受到威胁，他甚至纠集一群近臣死十，妄图谋杀弟弟李泰，但并未成功。贞观十七年（643 年），唐太宗的第五子齐王李佑谋反，最后失败被处死。面对这种情况，李承乾居然说："齐王山高皇帝远，而我跟皇帝所居之处就二十几步的距离，他怎么能跟我比？"（《旧唐书》）于是，他也扯起了谋反大旗。结果，这场以卵击石的政变很快就因告密而胎死腹中。虎毒不食子，李世民没有杀他，只是将其废为庶人，流放黔州。两年后，李承乾在幽闷和恐惧中死去。他的弟弟李泰也因被怀疑卷入宫斗，失去了父皇的信任。最后，老实巴交的李治接住了天上掉下来的大馅饼，成了唐太宗的皇位继承人。

《旧唐书》对李承乾的叙述还算客气，《新唐书》由于采信了不少小说、笔记和野史的记录，对他的描写就偏负面了。里面爆料：李承乾在东宫还模仿突厥人饮酒吃肉的习俗，仿造他们的军旗，穿起他们的军服，玩起古代版 cosplay，命随从狠命地陪他玩，随从如不卖力则被处死！

唐初，突厥是最大的敌人。李承乾的胡闹如确有其事，那真是荒谬绝伦。

无论如何，李承乾的堕落，与其父早期溺爱式的教育脱不了干系；而他的足疾，也在他的心灵上留下可怕的阴影。可惜在那个年代，相关的心理辅导还是一片空白啊！

不一样的亡国之君

公元 978 年，一代“词帝”李煜在大宋的幽禁中凄凉死去。传说，他死于宋太宗的牵机药。两年后，同样是被北宋消灭的割据政权，同样是被软禁在大宋首府汴京的前南汉皇帝——后主刘鋹，也莫名其妙地离世了。

南汉，一个有点陌生的历史名词，其实与粤港澳地区大有联系。作为五代十国之一，1000 多年前，它的统治范围包括两广及海南等地区，甚至越南北部曾经也是其势力范围。澳门与香港自然也被南汉政权控制。这个国家建于 917 年，最初名曰“大越”，后来刘姓国主自称刘邦后代，因此改名为“汉”，明显抄袭了刘备等人的做法，试图增强自己的政权合法性并收买人心。为了区分历史上屡屡被封建帝王使用的“汉”，这个南方政权就被历史学家称为“南汉”。

我游历广州时，在如今的北京路口南越王宫遗迹中同时看到了南汉国宫殿宫苑遗址。原来，当年南汉的政府机关就建在距离它 1000 年前的南越王宫废墟之上！而南汉的祖陵就在如今番禺的广州大学城附近，于 2003 年被发现，如今也建成了一座博物馆。值得一提的是，越南北部原本长期被中原王朝统治，但自从中原内乱、国家分裂后，中国对越南的控制减弱了，也正是在南汉时期，越南彻底脱离了中国，成为独立的国家，足见其影响。

这个南汉国，不简单！

然而，南汉的末代国主刘鋹更不简单。他的命运更像是被隋朝俘虏的陈后主和被司马昭捉住的蜀汉后主两人的混合体。在位时，他荒淫无度，横征暴敛，一朝沦为阶下囚，表现得全无心肝、乐不思蜀，论在位时的淫乐和残暴，刘鋹远远超过了陈叔宝和刘禅。史载，刘鋹声称为确保百官一心为朝廷效力，不被家眷牵累，要求所有入职者均要“净身”（阉割）！结果，南汉王宫的宦官阉人一度高达两万多人。

公元971年，南汉被灭，刘鋹归顺宋朝，被押送至东京开封府，囚于玉津园，后以帛系颈，与南汉官属一同献俘于太庙、太社。宋太祖问责南汉灭亡时府库被焚烧之事。刘鋹将责任完全推给大臣，说：“臣年十六僭伪号，澄枢等皆先臣旧人，每事臣不得自由，在国时，臣是臣下，澄枢却是国主。”（《续资治通鉴长编·卷十二》）宋太祖后来赦免了刘鋹，并封其为恩赦侯。

为了生存，也为了继续享乐，能言善辩亦心灵手巧的刘鋹，极尽讨好宋太祖和太宗，他曾用珠子将马鞍串成戏龙的形状献予太祖赵匡胤。太祖因此感叹：“刘鋹如能将这项技艺用在治国上，怎么会灭亡？”

表面上，宋朝厚待刘鋹，但刘鋹明白，自己必须更加卖力地表演，才能活得安全、富足。

但是，表面相安无事的华丽表演，无法填补刘鋹极度脆弱的心灵，以及诚惶诚恐的紧绷情绪。

有一天，宋太祖与随从数十人巡幸讲武池（北宋初年操练和校阅水军的重要场所，位于开封城外）。从官未至，而刘鋹已先至。宋太祖一时高兴，觉得刘鋹很给面子，便赏赐了美酒。可是，刘鋹忽然想起自己当帝王时就经常用毒酒这招鸩杀大臣，糊里糊涂地以为赵匡胤要毒杀自己，大哭伏地曰："臣承祖父基业，违拒朝廷，劳王师讨致，罪固当诛。陛下既待臣不死，愿为大梁布衣，观太平之盛。臣未敢饮此酒。"（《宋史·太祖本纪》）宋太祖笑而取酒自饮，众人一片嘲笑讥讽之声，刘鋹惭愧难当。很显然，正常思维的人，是不会想到皇帝在高兴之余会无缘无故地突然想弄死自己的。

由此可见，刘鋹一直生活在巨大的朝不保夕的恐惧之中。他明白，作为前朝的君王、如今的阶下囚，他的存在意味着什么。他早就意识到，自己的性命，只在大宋帝王的好恶，生死不过一念之间。

偏偏他看到了那个不知好歹的南唐后主李煜的不当表现招致的凄凉下场，更是心有戚戚。

众所周知，大词人李煜被俘后，终日以泪洗面，时时刻刻"故国回首月明中"，满腔愁怨"恰似一江春水向东流"，用哀婉的词调宣泄自己的不幸和不满。宋太宗大怒，终于动了杀机。

反面教材近在眼前，刘鋹看得真切，终日如履薄冰，心里怕得要命。

太平兴国四年（979 年），宋太宗将伐北汉（又是一个以

“汉”自居的割据政权）刘继元，在宫殿宴请群臣诸将。当时刘鋹与已经投降的前吴越王钱俶等人都参加了宴会，刘鋹趁机表演：“朝廷威灵远播，四方窃位僭主的君王今日都在座，不久又要平定太原，刘继元又将加入我们的行列。臣率先来朝，愿挥舞大棒，替陛下呐喊助威，希望成为各路降王的带头人！”宋太宗龙颜大悦。

然而表演后的第二年，刘鋹就在终日的惊恐中去世，年仅 38 岁。他获赠授太师，被追封为南越王。不知道这算不算善终。

刘鋹的俘虏生活持续了 9 年。一个 38 岁的人，在当时的医疗保健条件下，最多只能算中年人，自然病故，还是显得太早。

碰巧的是，刘鋹的父亲南汉中宗刘晟，也只活了 38 岁。这再次说明，遗传基因对健康与寿命的影响非常明显。刘氏父子有可能患有某种相似的疾病，从而在同一年龄撒手人寰。要知道，古代医术并不发达，许多疾病的发展完全处于放任自流的状态，也就是形成无法干预的自然病程，导致“五年损害到器官，十年死亡”等现象时有发生。现代医学发达，有些疾病已被人类有效控制，自然发展的状态也随之减少。

更巧的是，这对父子都属于荒淫无度的典型昏君，享乐起来毫无节制，类似酒池肉林的日子早已侵蚀掉他们的精神和肉体，加速了死亡的来临。何况，刘鋹流落到汴京后依然本色不改，此间乐不思“汉”，酒色财气样样不落，用尊严换来奢靡，用人格换来宋帝的轻蔑赏赐，焉能健康？

最后一点值得关注，那就是软禁的忧闷状态，对人的精神状态是一种极大的摧残。历史上，类似的贵族囚徒往往不得高寿，像汉废帝刘贺，贬为庶人后改封为海昏侯，忧愤终日，不到40岁即亡于南昌；被皇兄曹丕屡屡打压的曹植，也在类似的心境中英年早逝。

刘鋹表面上充满喜感，对宋帝极尽讨好之能事，把戏演得入木三分，但他何尝不知这是无耻、无奈与无助的陪笑？可以想象，他的内心是何等的痛苦与压抑。在九年的抑郁与惶恐中，这种心境足以诱发许多疾病，对免疫系统的破坏更是不容忽视。最终，感染性疾病、内分泌疾病或肿瘤性疾病，有可能接踵而至。

从这个角度说，即使宋帝没有赐予刘鋹毒酒，但幽闷何尝不是一剂可怕的慢性毒药呢。

李林甫，何处安眠

一说起唐朝的奸相李林甫，你是否立刻记得“口蜜腹剑”这句成语?

其实，李林甫作为在唐玄宗时期把持相位长达 18 年之久的人，单纯用“小人”或“奸臣”来概括未免过于脸谱化。

在李唐王朝中，许多担任要职乃至拥有宰相职权的人，大多是宗室成员。比如，唐太宗废太子李承乾之孙李适之，在唐玄宗时期当过左相，他和皇室的血缘还算比较亲近。李林甫的曾祖是唐高祖李渊的堂弟，论辈分，他还是唐玄宗的远房堂叔。李林甫是在开元二十四年（736 年）取代张九龄接任宰相职位的，正式名称为中书令，即右相。此人性格阴柔，对权谋之术颇为在行。他与宦官和后宫都有交情，对唐玄宗李隆基的一举一动非常了解，因此在奏对的时候，李林甫说出的见解往往能够得到唐玄宗的赞许，迎合皇帝的口味，深得皇帝的赏识。

和清朝的和珅一样，一个人能在皇帝的眼皮子底下长期担任要职，肯定不是只会溜须拍马之徒。李林甫掌权 18 年间，虽然使用了很多阴谋诡计，但自身能力的确有过人之处。《旧唐书・卷一百〇六・列传第五十六》就评价其处事谨慎、有章法：“每事过慎，条理众务，增修纲纪，中外迁除，皆有恒度”。

但是，李林甫阴险残忍，工于心计，喜怒不形于色，脸上总是带着柔和的微笑，初看上去和蔼可亲，令人如沐春风，然而相处久了，就会觉出他实则城府极深，旁人无从掌握他的心思。公卿如果不是由他荐举而得官的，一定会获罪遭贬；依附他的，即使是卑鄙小人，也必被引荐为重臣。与他同朝为官的如张九龄、李适之等人，后来都遭贬斥。李林甫还多次制造大案，搞得朝野人心惶惶。

李林甫并非狂妄自大，相反他很有自知之明，知道坏事做尽，树敌极多，很容易遭到报复。《旧唐书》载："林甫晚年溺于声妓，姬侍盈房。自以结怨于人，常忧刺客窃发，重扃复壁，络板甃石，一夕屡徙，虽家人不之知。"

这到底是怎么回事？

原来，李林甫年纪越大，疑心越重。他经常担心刺客暗中出现，对身边的人也不放心，于是在自己的府上搞了重门复壁、联板砌石（中国传统建筑中常见的构造方式和装饰手法），俨然机关重重。更荒诞的是，他一夜之间几次从房间迁移，故意制造不规律性，就连家人都不知道他到底睡在哪里。相传，以盗墓补充军资的曹操，担心死后坟墓被盗掘，搞了 72 疑冢，从多个城门出殡。这李林甫的疑兵之计丝毫不逊于曹孟德！

由此可见，这个人虽然飞扬跋扈，只手遮天，死前享尽荣华富贵，死后也一度哀荣备至，但他的心理压力已经大到无以复加的地步了。

天宝十一年（752 年），70 岁的李林甫生病。这时候，他极为鄙视的杨国忠逐渐得到唐玄宗的宠信。想起这平步青云的杨国忠与自己不合且受过自己的排挤，李林甫的病日渐沉重。同年 11 月，寒风瑟瑟，这位满怀恐惧、嫉妒和幽恨的权臣恋恋不舍地撒手人寰。

此时此刻，李林甫举荐的边将安禄山等人已经蠢蠢欲动，大唐乃至整个古代中国由盛及衰的转折点即将到来！

一个人若总是睡不安稳，甚至被人为地剥夺睡眠，会造成什么后果呢？其实，睡眠对任何人来说，是比吃饭、喝水更重要的生命活动。若长时间睡眠不足，会对身体造成极为严重的伤害。比如，脾气暴躁，负面心境被放大；学习能力下降，短期记忆能力减弱，影响学习效果；视力下降，容易出现视觉偏差，甚至出现幻觉；反应迟缓；忍耐力下降，对疼痛的敏感度也会提高；做事错误百出；容易健忘，老年时罹患阿尔茨海默病的风险也会增加；情绪低落，科学研究显示，睡眠质量好的人，情绪较为正面，而睡眠质量不佳的人，第二天的工作情绪也会受到影响。

晚年李林甫日渐衰朽，摆脱不了自然规律，再加上睡眠严重不足，无法保证有质量的休息，心理压力与日俱增，负面情绪持续累积，判断和应对能力直线下降，这些无疑都是政治家的大忌。可惜他深陷泥潭，只能在恶性循环中等待死神降临。

还有一点，就是严重缺乏睡眠者，其死亡风险，尤其是猝死的风险会显著提高。也许你会认为，这针对的是那些原本身体就有毛病的人。

其实，以往的研究认为，睡眠不足引发的猝死与心血管疾病有关，比如原本就有某些心血管病的人，在熬夜后会突然发生意外，但现在有研究发现，某些熬夜猝死者在生前是没有心脑血管疾病的，这颠覆了引起猝死原因的固有认知。

正常人每天有接近三分之一的时间花在睡眠上，这件占据了生命三分之一的事情，其重要性可想而知。除了以上不利因素，睡眠不足的确会增加罹患多种疾病的风险，比如心血管疾病、多器官癌症、糖尿病等；甚至可以说，睡眠越少，生命越短。

现代多项流行病学研究都证明了睡眠与寿命的关系。比如，每晚睡眠不足 6 小时的 45 岁以上成人，发生心脏病或中风的可能性比每晚睡 7 ~ 8 小时的人高出 200%。这可能跟心脏负荷有关，因为即使只是一个晚上睡眠不足，心跳速度就会增快，血压也随之升高。睡眠对免疫系统也有影响，即使一个晚上睡眠不足，也会使身体的抗病能力、康复能力减弱。身体疲惫的时候，人们也更容易感冒。

从这个角度看，李林甫能活到 70 岁，实属万幸。

然而，不管他生前如何处心积虑、机关算尽，一旦到了驾鹤西去之日，所有的事情都不能由他掌握，只能听天由命罢了。

恶有恶报的最痛快方式，是一个坏人对另一个坏人实施“狗咬狗”式的攻击。

李林甫原本以极高规格的葬礼结束自己一生，但杨国忠一向仇视李林甫，结果李林甫尸骨未寒，他就暗示安禄山揭发李林甫的罪行，最后还联合多人诬告李林甫准备谋反。唐玄宗听后大怒，而此时他迷上了杨贵妃，对其亲戚杨国忠早已宠信有加，于是下诏斥责李林甫勾结叛虏，图谋危害社稷，责令剥夺他所有官职爵位，并且斫开棺材，脱去他身上的金紫官服，取出口中所含珍珠，改用薄棺，以庶人规则落葬。李家还被抄家，子女被流放。

就这样，风光无两的一代权臣最终落得个家破人亡、遗臭万年的下场。

八大山人的怪病

到澳门艺术博物馆参观不失为一件雅事。

有一回，博物馆展出了八大山人的传世名画，这让我好奇地把他的身世重新梳理了一番。

八大山人，原名朱耷，明代宗室，明末清初著名书画家。明朝灭亡后，他心情悲愤抑郁，剃发为僧，后改当道士，自号“八大山人”。其于画作署名时，常把“八大”和“山人”竖着连写。前二字似“哭”字又似“笑”字，而后二字则类似“之”字，“哭之笑之”即哭笑不得之意。至于“八大山人”是什么意思，他自己解释道：“八大者，四方四隅，皆我为大，而无大于我也。”①

朱耷的祖先是明太祖朱元璋第十七子宁王朱权，封地在今天的江西。朱权后裔枝叶繁盛，封王者不乏其人，后人包括朱耷一家也大多世居江西。宁王朱权的玄孙朱宸濠在正德年间造反，结果被王阳明击败生擒，留下极不光彩的一页。相传，朱耷是朱权九世孙。他的生平事迹主要载于陈鼎、邵长衡的《八大山人传》以及张潮的《虞初新志》。

---

① 语出自清代陈鼎所撰的《八大山人传》。——编者注

《虞初新志》是清代一本笔记小说集，虽称“小说”，但并不是今天意义上的文学创作，当时主要收录文集、杂录、琐闻、传记、随笔之类，十分庞杂。其中，关于朱耷的记载倒显得平实，不像是志怪传说。

朱耷生而聪慧，自幼就学会了诗歌和书画，画作逼真传神，令人拍案叫绝。当然，那时他的画作以临摹写实为主，还没发展到后来那种“泼墨写意、翻白眼”[①]的境界。

“父某，亦工书画。名噪江右，然喑哑不能言。甲申国亡，父随卒。人屋（朱耷曾经的号）承父志，亦喑哑。左右承事者，皆语以目；合则颔之，否则摇头。对宾客寒暄以手，听人言古今事，心会处，则哑然笑。”（陈鼎《八大山人传》）邵长衡也追述他“一日，忽大书‘哑’字署其门，自是对人不交一言，然善笑，而喜饮益甚。或招之饮，则缩项抚掌，笑声哑哑然。又喜为藏钩拇阵（猜拳游戏）之戏，赌酒胜，则笑哑哑，数负，则拳胜者背，笑愈哑哑不可止，醉则往往欷歔泣下。”

朱耷是真的生病不能言还是故弄玄虚？这跟他父亲是哑巴有关吗？

邵长衡是朱耷的晚辈，他是见过朱耷的。

为表仰慕之情，他在南昌时约见朱耷，二人“冒雨行相见，握手熟视大笑。夜宿寺中剪烛谈，山人（朱耷）若痒不自禁，

---

① 翻白眼是八大山人的独创风格，其笔下动物常以“白眼向人”或“白眼向天”的形象出现，将动物的情感与人类情感相融合，赋予画作更多的趣味和内涵，表达了作者对社会现象的愤世嫉俗之情。——编者注

辄作手语势（如身体发痒忍不住地想交流，就借手势表达）。已乃索笔书几上相酬答，烛见跋不倦。”

看来，朱耷似乎真的有言语障碍，只能用手语和文字表达所思所想。我们再看看他父亲的情况。这位在正史上似乎没有留下太大名气，但和千千万万宗室成员一样，既没有施展政治抱负的雄心壮志和大展拳脚的机会，也没有太多谋生技能，何况还是皇族的远房亲戚，一般都是“奉国中尉”或“辅国中尉”之类的低级爵位，只能领些俸禄了事，打发日子最好的方式就是生小孩和搞文艺创作。

朱耷的父亲有言语障碍。而言语障碍经常和听觉障碍一起出现。这些人大多数是先有耳聋再发展成哑。因为人的发音、口语能力是在后天学习中不断掌握的，如果人的耳朵听不见，就无法获得外界的声音信息，无法正确模仿别人发音说话，更不能听到自己说话的声音，久而久之导致无法说话、只会“咿呀”，但这并不代表人的大脑语言中枢损坏或声带等发音器官有问题。对于此类病症，古人当然不能鉴别，但现代人就幸福多了，聋人遇到这个困扰，可通过后天的医疗手段和特殊训练方式改善说话能力，使自己不至于完全不会说话。

当然，也有一小部分患者是真的由于大脑语言中枢和发音器官受损导致不能说话，这多半是由先天（胎儿期）或后天（出生后）受药物或细菌病毒的干扰、入侵所致，抑或年长后患有脑部疾病（如中风）引起。那么，有没有遗传基因异常导致的先天性聋哑或单纯的不会说话呢？这是有可能的。

具体到朱耷之父，似乎后天因素居多。他如果一出生就存在不可逆的听觉和言语障碍，各方面的学习能力必然大受影响，恐怕也难以持续研习绘画艺术并日后“名噪江右”吧？

显而易见，朱耷的“哑”跟他父亲没有直接关系。不管他的父亲病因如何，朱耷年轻时可是一个健康人！他虽然脾气有点怪，但“颖异绝伦。八岁即能诗……善恢谐，喜议论，娓娓不倦，常倾倒四座”（《虞初新志》）。哑是遗传所致的说法肯定不成立。

从朱耷后来“哑哑然”说话困难但交流通畅的病症看，他又绝对不是聋人，而他的大脑语言中枢也一点问题都没有，其思路清晰，文字流畅，极有可能不是中风导致的失语，而是发声器官受损，这种情况可能跟声带、会厌[①]、气管等部位受到严重的病菌感染有关，也有可能是不慎被小型异物长期卡出（比如牙签、鱼刺甚至小的金属异物，患者未必知道）导致发音困难。在古代，患者无法接受咽喉镜检查，自然对病因无从得知，就算知道自己卡了异物，也没有安全有效的手段取出来，只能让它持续残留，继而发展，直至变成慢性炎症，并越长越牢，最终无法剔除。有些患者罹患咽喉癌或鼻咽癌，也有可能导致最终发声困难。

邵长衡在《八大山人传》中说朱耷“饮酒不能尽二升，然喜饮。贫士或市人屠沽邀山人饮，辄往；往饮，辄醉。”张潮的

---

① 由会厌软骨和黏膜组成的喉头上前部的树叶状的结构。——编者注

《虞初新志》说他“既嗜酒，无他好。人爱其笔墨，多置酒招之。”看来，朱耷也是酷爱美酒的。

明末清初的酿酒工艺可比唐宋时期高明多了（李白、杜甫动不动饮几百杯，不见得喝的酒有多高的酒精浓度），酒精度数可以做得很高，而乙醇对人体的刺激性自然更高，这时候如果长期嗜酒，确实容易罹患咽喉疾病，甚至是癌症。

当然，酒精也是艺术的催化剂，因为酒精能使人产生幻觉、引起亢奋，这些幻觉和亢奋状态又可触发艺术灵感。跟唐代“草圣”张旭酒后表演书法狂草类似，朱耷豪饮之后“捉笔渲染，或成山林，或成丘壑，花鸟竹石，无不入妙。”旁人知他好饮酒，就特意预设酒席，好让他尽情发挥，获得佳作来收藏。

民间对朱耷不乏“病颠”“颠态百出”的记载，但这或可理解成他故意装疯卖傻以求自保而已。毕竟，身为明室之后，随时有被清廷捕杀之险，不得不防啊！

声如斗牛的蚁步

人在成年后步入社会，最揪心的是到了上有老下有小之时，尤其遭遇父母身体不好的困境。毕竟，小孩患重病的概率不高，而他们能否学而成才，往往是自身的禀赋所然，家长是急不来的。可是，老人患病，甚至罹患重病，却是新陈代谢不可逾越的一环，谁也无法逃避，只是早晚而已。做子女的，就只有在无奈中，默默地等待那一天的到来。

古人的医疗条件比我们差得远了，他们的困惑也就更深。话说东晋末年有一位名士，名叫殷仲堪，他的遭遇就被编进了《世说新语》，甚至收录入了《晋书》，使得现代人对古人之病症得以管窥一斑。

殷仲堪官至荆州刺史，曾两度参与讨伐朝臣的起事，又曾与桓玄及杨佺期结盟对抗朝廷，逼令朝廷屈服，后来被桓玄击败身亡。

在东晋时代，官员的选拔还没有实行开科取士的科举制，而是实行根据家世、道德、才能三项标准层层举荐的九品中正制，拼的是家世、名望和德行，符合条件才有被举荐的可能，这种制度下平民想进入官僚系统是极其困难的。

殷仲堪祖上便是朝廷命官，他能接班并名垂史册，也就顺理成章了。殷仲堪的爷爷殷融，官至西晋太常、礼部尚书；父亲殷师，官至骠骑咨议参军、晋陵太守，封爵沙阳男。

殷师的身体似乎不太好，儿子殷仲堪在政治上绽放光彩前最为人称道的，便是孝顺。有一回父亲重病，迁延不愈。殷仲堪长年守候，衣不解带，甚至自学医术。他熬药之余还亲自服侍父亲进药，过程中不慎让药剂溅入眼内，竟致一侧失明。不知道当时用的是什么药方，腐蚀性如此之大！话说回来，人的眼球毕竟是异常脆弱的器官，遇创伤如不及时救治，后果不堪设想。

由于殷仲堪孝行感人，他走上仕途的阻力自然就微乎其微了。不过，他的父亲后来又出现了新的病症，那就是夜晚睡觉时总会听到床下有蚂蚁在活动，发出类似斗牛的声音！[①]

东晋时期人们以睡木榻为主，有点像今天日本人睡榻榻米。我们常用的、高出地面几十厘米的床具，那时还不存在。可即使是木榻，距离地面这么近的距离，也不可能听到蚂蚁走路的声音。我没亲历过斗牛现场，但震撼的响动可想而知。蚂蚁的动静居然能跟搏斗的公牛如出一辙？！

殷师老爷子向家人说起这样的惊人体验，所有人都震惊不

---

① 《晋书》载："父病积年，仲堪衣不解带，躬学医术，究其精妙，执药挥泪，遂眇一目。居丧哀毁，以孝闻。服阕，孝武帝召为太子中庶子，甚相亲爱。仲堪父尝患耳聪，闻床下蚁动，谓之牛斗。帝素闻之而不知其人。至是，从容问仲堪曰：'患此者为谁？'仲堪流涕而起曰：'臣进退维谷。'帝有愧焉。"

已。以当时人们的生活经验而言，大家都猜他应该是病糊涂了。当然，也可以客气地避讳“病”字，说是“听力过于敏感（耳聪）”。当时孝武帝司马曜也听到了这则传言，他甚至找来殷仲堪当面询问：“我听说有一个跟你同姓的老头得了怪病，他能听到床底下蚂蚁活动的声音，还说那声音犹如斗牛。你认识他吗？”殷仲堪听罢，神情哀伤而尴尬，原来皇帝不知道他们是父子俩。他只好垂泪道：“陛下您的问题，让我答也不是，不答也不是（‘进退维谷’），不知如何是好。”结果皇帝得知实情后，面露惭色。[①]

今天，我们已不难理解，这是一种精神异常的症状，学名叫幻听。幻听是一种歪曲或奇特的听觉，并没有相应的外部声刺激作用于听觉器官。患者会听到种种怪异的声音，但这种声音在现实中并不存在。幻听只是症状，人们需要探究的是具体疾病——哪里出问题了。就如同咳嗽，到底是肺炎、支气管炎，还是胃酸过多，需要医生顺藤摸瓜，探个究竟。

近年来，香港有个“思觉失调”的病名颇引人注意，好像是新发现的精神疾病。其实这不过是新瓶装旧酒而已。说白了，就是精神分裂，用西医教材上的词一对照，就知道不过是schizophrenia罢了。如同痴呆症不能叫痴呆症，应该叫“失智症”一样。实在佩服有些人将汉语的高深莫测发扬光大，生造、

---

① 《世说新语笺疏》下卷下〈纰漏〉：“殷仲堪父病虚悸，闻床下蚁动，谓是牛斗。孝武不知是殷公，问仲堪“有一殷，病如此不？”仲堪流涕而起曰：“臣进退维谷。”

重造的新词，文雅而艰涩。可惜，这种善意的独辟蹊径，往往让缺乏医学常识的普通人听得云里雾里。

精神分裂常见症状包括妄想、思维障碍、幻听、社交功能障碍、抑郁以及缺乏行动的积极性与主动性。患者常同时伴有其他精神健康问题。症状常始于成年初期，并持续很长时间。具体病因尚不明确，目前研究显示许多生理、遗传、心理及环境因素都可成为风险因子。

如此看来，幻听的确是其病症之一。不过，精神分裂的高发年龄在 15 ~ 25 岁。总之，年轻人多见，老年人首次发病的很少。据研究，这与青春期的体内激素分泌不正常有关，因此年轻人居多。如果殷师年轻时得过这种病，那么以当时的医疗条件，病情不可能得到有效控制，只会愈演愈烈，而如此之人，又怎会被朝廷委以重任？

除了精神分裂，还有一种精神疾病叫躁郁症，也可能出现幻听症状。躁郁症并不像精神分裂那般高发于年轻群体，也并非老年人的专利。

其实，幻听在老年期谵妄中也很常见。老年期谵妄是指发生在老年期的谵妄（一种急性脑高级功能障碍）状态或意识模糊状态，伴有注意力、认知能力、精神运动和睡眠周期障碍。由于老年人常伴有脑或躯体的各种疾病，遇到突发因素，或不引起注意的低热、便秘、脱水、电解质紊乱等情况，即可导致谵妄状态。各种脑器质性疾病，如脑动脉硬化性精神病、老年性精神病等，在其病程中都可出现谵妄状态。感染中毒、躯体疾病、精神或躯体创伤、酒精中毒、药物过量、手术、环境陌生导致的刺激等，也可以诱发谵妄状态。

不管是医生还是患者家属，对这类患者都非常头疼。有的老人居家时动不动就会发病，有的平时没什么异样，一到医院住院超过两天，精神就会出现异常。夜间尤其明显，除了诉说听到异常的声响，他们还会不断地哀嚎，说有人想害他（她）、护士要捆绑自己，大喊大叫，大哭大闹，不一而足，整个病区被吵得无可奈何。医生只好动用镇静药物，但终究无法根治。

老年期谵妄的病因和诱因繁多，老年人体内环境脆弱而敏感，加上本身罹患大小疾病较多，稍有风吹草动，脑子的神经连接就乱了。如此看来，殷师罹患老年期谵妄的可能性更大。

当疾病降临到父母身上时，无助而束手无策的感觉是极为痛苦的。古代能根治的疾病本就稀少，对于谵妄等精神性疾病，可以说一无所知，就连现代医学都难以攻克，而殷仲堪、殷师他们又怎能从容应对呢？最后殷仲堪只能在一声声叹息以及漫长黑暗的坚忍守候中，等待父亲最终命运的降临。这是自然循环残酷而真实的一面。

殷仲堪后来与权臣桓玄翻脸，以致兵戎相见，最后他兵败被杀。几年后，其子参与攻打桓玄的战争。这次轮到了不得人心的桓玄气数殆尽。桓玄死后，殷仲堪之子吃其肉，报仇雪恨，算是一种极端形式的尽孝吧。

第3章

夭与殇，遗传病还是传染病

谁是康熙最疼的儿子

康熙皇帝子女众多，特别是儿子，生下来的就有 30 多位，活到排序年龄的也有 20 多位。这些皇子之中，谁称得上皇帝的宠儿？

有人会说，难道不是最终继承皇位的雍正帝（皇四子胤禛）吗？肯定不是！四阿哥尽管在康熙生前多次被委以重任，而且办事干练，也没在“九子夺嫡”中受过父皇的训斥，但康熙帝毕竟没有过多地予以赞誉或奖赏，甚至也没刻意表达过父爱。雍正帝的继位很大程度上是政治因素：其一，他兄弟中的政敌大多已倒台；其二，康熙的确欣赏他的能力；其三，雍正行事老成持重。况且，雍正继位本身就是一个历史谜团，一直不排除阴谋登基的可能性，对此学术界亦是争论不休。

那么，皇十四子胤禵算不算康熙最宠爱的儿子呢？他在康熙晚年统率大军平定西藏的叛乱，为贺此战功，康熙特封其为“大将军王”，胤禵也成为唯一被史书明确记载以“大将军王”尊号称呼的宗室成员。这份殊荣会不会是康熙帝制造机会让爱子树立权威？而且坊间一直传闻十四阿哥才是继承者的不二人选，就连他本人也这么认为，只不过是同胞哥哥抢先一步篡夺了皇位。胤禵曾受到父皇重视不假，但他个性张扬，霸气外露，在袒护参与夺嫡的八哥中公开顶撞康熙，气得康熙拔刀，扬言要砍他呢！

曾经的太子胤礽享受过最长、最深的父爱。他的母亲是康熙一生的挚爱！可惜，皇后因难产而死，活下来的胤礽（排序第二，但母亲是皇后，所以是嫡子，其余兄弟是妃嫔所生）就成了康熙数十年的心头肉，刚满一周岁就被册立为太子。康熙按圣贤之君的标准培养了他 30 多年，可惜他的表现却让康熙帝对他渐生厌恶，直至废其太子名分并予以圈禁。

其实，还有一个人，他没能成年，但在他及其父皇康熙身上，将最淳朴且不被政治因素干扰的纯粹亲子关系表现得淋漓尽致！谁都知道，他根本不可能参与皇位竞争，但他也许独享了康熙后半辈子最深沉的舐犊之情！

此人便是胤祄，是皇十八子。他出生时，康熙已经 47 岁，太子长兄都 27 岁了！

胤祄虽年幼，但很小便跟随康熙前往塞外参加木兰围猎。由此可见，康熙老来得子，对小胤祄确实很重视。

康熙四十七年（1708 年）秋，七岁的胤祄再次跟随父皇离京。然而不幸的是，他走到一个叫“永安拜昂阿”的地方时就病倒了。

得知消息后，康熙对打猎的兴致一扫而空，赶紧前去探视。看到爱子两腮肿胀，高烧不退，他心急如焚。按《满文档案》记载，他除了速召宫中御医前来诊治外，还向留守京师的皇子发出紧急手谕。手谕封皮上书：“着将此谕火速乘驿交付三贝勒

（胤祉）、四贝勒（胤禛），不得延误分秒！”手谕是这样写的：“降旨三阿哥、四阿哥等，十八阿哥两腮肿胀又有加重，甚属可虑。是以差人去叫大夫孙治亭、齐家昭前来。今此谕到后，立即将马尔干之妻、刘妈妈、外科大夫妈妈赫希等三人派来，同时差遣精明干练之人，作为伊等随从，一律乘驿，挑送好车良马，日夜兼程，从速赶来。”“朕亦派人，从此处往迎。为此急速缮写降旨。”看得出康熙帝在竭尽全力、争分夺秒地挽救十八阿哥的生命。

至于胤祄得的是何病，推测极有可能罹患腮腺炎。流行性腮腺炎俗称“猪头皮”“痄腮”，是由腮腺炎病毒引起的传染病。初期症状包括发烧、肌肉酸痛、头痛等，之后脸颊单侧或双侧的腮腺部位会疼痛且肿胀。腮腺炎有高度传染性，在人群拥挤处会迅速扩散。这种病毒以飞沫传染或直接接触患者为传播途径。现代医学统计，在没打过疫苗的情况下，每年约有0.1% ~ 1%的人被感染。

经过及时医治和精心护理，胤祄的病情一度有所好转。康熙为之欣喜若狂，在胤祉、胤禛等皇子八月二十二日的奏折上朱批：“已将十八阿哥移住朕所居庭院，朕亲爱妪育，抱在怀中，精心照料。虽然阿哥已病入膏肓，万般无奈之下，仍旧不分昼夜，想方设法，竭力救治。所以阿哥现今已有好转，想是断无大妨了。尔等可放宽心。朕一年迈之人，也仿佛获得新生一般。”

胤祄能躲过一劫吗？

以为爱子即将脱离危险，康熙将喜讯朱批奏折发还京城，告诉诸子时，竟违反常规，没将封套封口，而是用朱笔在封皮上写了这样一句话："这是喜信！若照常封固，尔等拆阅，太耽搁时间，所以没有封上。"在皇子们面前一向持重的康熙帝，此刻因娇儿病情好转而狂喜，甚至连他本人一再强调的谕旨奏报规矩也不顾了。

八月二十四日，康熙回銮。由于十八阿哥病情尚未痊愈，康熙下令全部随扈人马只能缓缓而行，"一日不超过二十里"。不料，九月初二日，胤祄病情再度恶化，生命垂危。康熙降谕随扈诸大臣："自十八阿哥患病以来，朕冀其痊愈。昼夜疗治，今又变症，谅已无济。"（《清实录》）所谓变症，是指胤祄出现了病情反复，合并其他疾病的袭击，且病势凶猛，已无法救治。

单纯的腮腺炎通常可以自愈，且预后良好，而睾丸炎、附睾炎是其常见并发症。现代医学证实，约 10% 的腮腺炎患者会诱发脑膜炎，更有少数人可能罹患脑炎，这时问题就严重了！脑炎及脑膜炎等神经系统疾病是腮腺炎患者最常见的并发症，主要表现为发热、嗜睡、头痛、呕吐等，重症者可出现惊厥、意识障碍，乃至昏迷。

九月初四日，胤祄夭亡。这对年近六旬的老皇帝而言无疑是极为沉重的打击。颇讽刺的是，此前已被父皇厌恶的太子胤礽，面对幼弟离世居然表现得冷漠自私，不闻不问，这让康熙大为震怒，削去了其太子之位！弟弟之死竟然成了压垮太子哥哥的最后一根稻草！

后来，胤祄被安葬在康熙景陵妃园寝内、其母顺懿密妃王氏墓旁。这是仅有的一个特例，隐含着康熙深深的怜爱和愧疚。清朝时原本规定皇子不能与父合葬，要在别处另建坟茔。康熙此举足见其对小儿子的偏爱，大概是希望永远守在爱子身边吧。

也许是受宠之故，胤祄的母亲和哥哥结局都不错，其母活到乾隆年间，享年 70 岁；两位胞兄也都保有亲王头衔，得以善终。

乾隆皇帝的优秀儿子

皇帝最优秀的儿子是否就等同于皇位继承人呢？最终的皇位继承人是否就是最优秀的皇子呢？

历史是复杂而冷酷的，上述的直线思维只存在于普通人的想象中。乾隆皇帝在位60年，活了89岁，生了17个儿子，这些皇子中难道就没有一个优秀的吗？大清皇室那么注重皇子的教育和培养，难道就没有一个成才的吗？何至于大清在乾隆之后便无可挽回地走向衰落？

必须承认一点，那就是乾隆帝儿子的数量只是比康熙帝略少一些，但没有发生像康熙朝“九子夺嫡”那样残酷的宫廷兼家庭惨剧。这并不是因为皇子们都变得善良、谦恭，其实，最大的原因是乾隆帝儿子夭折的也很多，活到成年的就那么几个，要么很不讨父皇的喜欢，干脆过继给兄弟（皇十七子永璘过继给兄弟弘昼）、叔父（皇六子永瑢过继给叔叔允禧）；要么平庸至极，不善于争权夺利。等到乾隆帝年事已高，要急切地考虑继承人问题时才遗憾地发现，几乎只有皇十五子颙琰（后来的嘉庆帝）可选。颙琰既无明显优点和特长，也无明显缺点和过失。

老皇帝终其一生也没怎么对颙琰予以什么公开夸奖，无奈归无奈，政权交接还是需要的，毕竟大清这艘船还得继续航行。那么，在他心目中，原本的继承人会是谁呢？

乾隆帝对皇后富察氏可谓感情至深，而且格外重视嫡子，富察氏生的两位皇子都先后被他内定为太子，其他妃嫔所生的庶子，哪怕是皇长子，也不怎么让他心动过。可惜，富察皇后的儿子都在幼童时期夭折了，历史无法证明他们到底优不优秀。

但是，乾隆皇帝晚年回忆起家庭惨剧时，忽然想起一个人。在乾隆四十八年（1783 年）的《钦定古今储贰金鉴》中，他这样说："其时朕视皇五子于诸子中更觉贵重，且汉文、满洲、蒙古语、马、步、射及算法等事，并皆娴习，颇属意于彼，而未明言，及复因病旋逝。"这个皇五子是谁？

原来，乾隆的第五子永琪，曾经是他的秘密皇储候选人！

乾隆在《钦定古今储贰金鉴》中追思儿子时，永琪已逝世 20 多年了，若还活着，已年近半百。老皇帝毫不避嫌，谈及当年立储属意永琪，足以表现对永琪的喜爱和怀念。不过，永琪的生母并不得宠，身份地位也比较低，因此，乾隆帝不可能像对待嫡子那样给予他很多机会。

母亲的弱势并不影响永琪的成长，反而以自己的优异表现，赢得了父皇的欢心。

第一，永琪文思敏捷，才华横溢，后来著有诗集《凝瑞堂诗抄》就是明证，乾隆非常喜欢诗歌，几乎每天都在进行诗歌创作，父子爱好一致。

第二，永琪书法造诣深厚，有《纯王行书中堂》和《纯王金书小楷折扇子》传世，而书法技能在皇室中地位极高，几乎等于一个人的仪表。

第三，永琪拥有较高的语言天赋，通晓满语、蒙语、汉语等三门语言，这也很像乾隆，而且掌握多种语言对统治多民族国家非常有用，特别便于笼络汉蒙大臣。当时，很多满洲贵族已经不会说满语，只会说汉语了。

第四，他的理科成绩同样优秀，深谙天文、历法、数学等理科知识，思维缜密，计算精巧，留有《八线法》，这又遗传了乾隆的偶像——爷爷康熙帝的优良基因，同时说明永琪学习能力超强，逻辑思维能力极佳，不单纯像传统知识分子那样只会写文作诗、死记硬背。

第五，永琪下马能搏斗，上马能骑射，武艺精湛，这也是满族立国之本。重要的是，永琪胆略过人，还有将才之资。乾隆二十八年（1763 年）五月初五，圆明园九州清晏殿失火时，永琪果敢地背着父亲脱险，这令父皇感动无比。与之相比，乾隆的弟弟弘昼的表现就显得无能、懦弱、木讷，结果被皇兄一顿训斥！

如此优秀的皇五子，最终还是与皇位无缘。毕竟，人类最大的敌人其实是生老病死的自然规律，病魔才是前进路上的第一拦路虎，政治上的刀光剑影只是其次。

永琪再优秀，身体还是罹患恶疾，在那个年代几乎属于不治之症。

这位优秀皇子的生命走到 25 岁时便戛然而止。

时任太常寺卿的陈兆仑在《奉挽荣纯亲王二首》悼文中有“王患附骨疮，不得溃，昨冬病中受封，今三月薨逝”这样的说法。荣亲王即永琪，这是他患病后久治不愈、回天乏术的时刻，乾隆皇帝赏赐的爵位，应该是一种祈福形式，也可说是鼓励，希望他能挺过来，创造奇迹。毕竟，乾隆帝一生刻薄、吝啬，这样的封赏实在不多。“纯”字是谥号，就是十全十美的意思，可见永琪死后，乾隆是多么地惋惜、悲痛。巧合的是，多年后，乾隆帝以近九旬的高龄去世，身后同样是享有臣子敬赠的“纯”字谥号，是为高宗纯皇帝。

附骨疮，其实是附骨疽的笔误。附骨疽属于中医外科病名，是生于骨上的一种疮疡，类似于西医的急性、慢性化脓性骨髓炎及骨结核。从发病率来看，从古代到近代，结核病一直都是肆虐人间的顽疾，其中最常见的是肺结核，而结核菌播散到骨关节中，在当时也并不罕见。由此可知，永琪罹患结核性关节炎的机会比较大。当年永琪的叔祖父、康熙帝第十三子允祥罹患“鹤膝风”，47岁离世，这种也是类似结核性关节炎的关节疾病。

据太医院的典籍记载，永琪病重期间曾大量服用人参。“五阿哥汤药内用人参十五两五钱，人参汤用过三钱，共计十五两八钱”（《清史稿》）。从现代医学的角度看，结核性疾病的根治，只能直接使用抗结核菌的抗生素（抗痨治疗）。但是，那时还没有发明抗生素，因此结核性疾病几乎等同于绝症，患者的生机被慢慢消耗，直至死亡。即使侥幸存活，也只是因为身体自身的免疫力强，能暂时抑制结核分枝杆菌的进攻而已。人参能否直接增加患者的免疫力，功效很难预料，毕竟人参不是能够直接抵抗、杀灭结核分枝杆菌的利器。御医们对于病症无计可施的结果，恐怕也在意料中。

这些太医也因为没能治好皇帝最喜爱的皇子的疾病而遭受牢狱之灾。

不过，话说回来，乾隆年长永琪 30 岁，他打算“退休”时已年过八旬，永琪如果没死也年近花甲了，还适合登基吗？

宋哲宗是纵欲而亡的吗

民间谈论帝王之死，大多喜欢使用想象化的论断，一来简单直观；二来对帝王富有天下的嫉妒之情容易引导出死有余辜的主题，这种先入为主的心理，实际上是一种类似阿Q的精神胜利法；三来的确有些史料和传闻似是而非，模糊化处理的结果必然是以讹传讹。

北宋末期的宋哲宗和清朝后期的清穆宗（同治皇帝）很像，都是年幼继位，没有行政能力，需要女性长辈“垂帘听政”。当他们逐渐成年后，国家已陷入艰难时世，而他们与长辈的明争暗斗又难以避免。更相似的是，二人都是在青年时代便龙驭上宾，均被民间传说患有难以启齿的暗病，后来衍生出这两人都是纵欲无度的流言。

清代史料丰富，同治皇帝患急性传染病——天花而去世，这已被证实，而所谓罹患花柳（梅毒）而死的谣言，日益让人觉得荒诞。那么，宋哲宗的情况又如何呢？

撇开这些帝王有无纵欲、是否荒淫无度不说，单从疾病的发生、发展来看，宋哲宗的病症就很值得研究。

宋哲宗赵煦，北宋的第七位皇帝，8岁继位，在位15年，享年仅23岁，死后由于无子嗣，皇位传给了弟弟赵佶（宋徽宗），北宋就此走向万劫不复。不过，宋哲宗本人并非昏君，至少比在位几十年的弟弟更积极理政，颇有雄心壮志。哲宗亲政后，力图恢复父皇神宗时王安石变法的措施，使国力有所提升。他在位期间，北宋多次对西夏采取强硬军事行动，虽互有胜负，但终究能做到迫使西夏求和。

唐宋八大家之一的曾巩，其弟曾布任职知枢密院事，曾是哲宗倚仗的重臣，因职务缘故，在哲宗晚年多次密切接触皇帝。曾布有写日记的习惯，将每天在朝堂上的见闻乃至与皇帝的交流均进行笔录。这份档案如今只有残本遗存，称为《曾公遗录》。此书也为后世留下了宝贵的历史资料。

其实，最容易误导人们对宋哲宗疾病认识的一条线索，便是《曾公遗录》里的一句话："上（哲宗）自十二月苦痰嗽、吐逆，既早膳，至晚必吐，又尝宣谕以腰疼，便旋中下白物。医者孔元、耿愚深以为忧，以谓精液不禁，又多滑泄。"这是元符三年（1100 年）正月，按日记前后时间分析，其实距离皇帝死亡只有 10 天左右。后人对"精液""滑泄"之语捕风捉影，断章取义，继而节外生枝，很容易讹传为皇帝纵欲无度，最后死于性病之类的谣言。

让我们理性地分析一下哲宗的病。在元符二年（1099 年）的十二月，皇帝已经开始多次出现严重的咳嗽、咳痰、恶心、呕吐，后来又出现腰痛和排出白色的小便或分泌物。这像是什么病？有可能是性病吗？

我们可以同时引用宋人汇编的《续资治通鉴长编》加以佐

证。这本史书记载，自正月开始，哲宗已多次不能正常工作，“不受朝”“诏以服药不视事三日”之类的记载比比皆是。丁丑这天，大臣叩见皇帝，哲宗“着帽，背坐御座，神色安愉”，似乎有起色，但皇帝也承认御医对他说过：“胃桩未生，饮食不进”。戊寅这天，群臣再入问圣体，“上坐榻上，神采光泽如常。”似乎，病情继续向好。皇帝还说：“服丹砂数粒，桩犹未生，不冠勿怪。”章敦等拟例赦犯人，皇上答应了。

其实深究，那时哲宗的病情仍有反复，他连帽子都戴不了，怕礼数不周，甚至答应赦免罪犯为自己祈福。果不其然，不久之后，“已卯，上崩于福宁殿”。档案下文又出现“自去岁来，大行（去世的皇帝）饮食不进，至有全不进晚膳时”的记载。难道哲宗仅是死于消化系统疾病？

最重要的线索随后水落石出，文中补叙：“哲宗少年，乃染疾咯血，而极讳病。二三年间，咯唾不能进唾壶，只使左右内侍以帕子承唾。唾皆有血，内侍随唾入袖，不容人知，无敢泄其病证。国医诊视，不许言气虚弱，养成瘵疾，终不可治。”

原来，宋哲宗年少时已出现频发咯血。可是他讳疾忌医，经常让侍者用手帕接住唾液和痰液中的血迹，藏起来不愿示人，甚至连痰盂都不许使用。御医来诊，无人敢泄露皇帝的真实症状，皇帝也不能接受“气虚”这样的说法。天长日久，小病成大病，而御医们投其所好，自然也不会尽心尽力做好诊疗工作。在这种有意无意的医患双方互相隐瞒的情况下，病情焉能不加重？

今天看来，咯血最常见的原因就是肺结核，尤其是年轻人。直到数十年前，这种疾病仍在中国肆虐，俗称“肺痨”。无数患者中有的与疾病共存多年，有的很快离世，肺结核一直是传染病中的世界性难题！当然，并非每个肺结核患者都咯血，有的人症状并不明显，但大多会出现咳嗽、咳痰、消瘦、盗汗（午后出汗）等。可如果患者到了咯血的地步，那距离死亡也就不远了。

在曾布的日记里，我们发现，“脏腑久不能安，服硫黄朱砂皆未效”“进朱砂七返丹及其他补助阳气药不少，然自汗促喘，未得桩顺”“上虽瘦瘁，面微黑，然精神秀峻，真天人之表。是时喘定汗止”“喘汗定，乃乍静，桩气大段亏减，药无不供进，未有效”这样的记载，可见皇帝在不咯血时，最主要的症状是咳喘、出汗，合并消瘦、脸色晦暗（疑似缺氧）。这都符合肺结核的表现。御医们用药无效，改针灸、艾灸，实际上也回天乏术。

为什么曾布又记载皇帝“腰疼，便旋中下白物”呢？笔者判断，哲宗多年的肺结核已播散全身，发展到肾结核和脓尿！此时，肾脏组织被破坏，大量含有结核分枝杆菌的脓汁流到尿液中，使其呈现出乳白色或米汤样。由此可知，患者腰痛和小便浓白，也就不奇怪了，但这脓尿绝非精液！

至于哲宗屡屡主诉的恶心、呕吐和不能进食，除了结核本身对全身的影响外，也不能忽略药物的副作用。从文献中，我们看到他多次服用含硫磺（主要成分是二氧化硫）和朱砂（丹砂，主要成分是硫化汞）的丹药，这些东西过量（尤其是二氧化硫）也可能造成呼吸困难、呕吐、腹泻。

肺结核为什么会引起咯血？这是因为结核分枝杆菌入侵肺脏后，容易侵蚀邻近的血管组织，一旦破溃，血液便会从血管倒流到支气管，之后刺激咽喉咯出，小的是血丝，大的是血块。如果大血块突然卡住呼吸道，有可能导致患者窒息而死。宋哲宗虽然久病，但最后的死亡很突然，没有明显的弥留时间，如此急速的死亡，极有可能是血块堵塞气道导致窒息。当然，我们也不排除是肺结核导致的自发性气胸（俗称爆肺），这时候，胸腔被空气充斥，肺部受到突然压迫，无法正常工作，患者如救治不及时，会因呼吸衰竭致加速死亡。后一种情况让我想起同样久患肺结核的鲁迅先生，他也是去世得很突然。几十年后，医生们在分析他的胸部 X 光片的时候，高度怀疑气胸是最直接的杀手。

还同治帝一个清白

辛丑年正月初五（2021 年 2 月 16 日）晚上我逛书店时，看见一套《翁同龢日记》，顺手拿来翻看，本以为只是闲来一读，但随后惊异地发现：1875 年 1 月 12 日（同治十三年腊月初五）当天，作为两朝帝师的翁同龢沉痛地记录了同治皇帝逝世。一百多年前，同样是“初五日”！那天,“晴寒”“天惊地坼，哭号良久”，整个大清朝廷仿佛哀鸿遍野。

19 岁的同治帝死于何病，历来争论不休，民间受同治帝的不良行为传闻影响，兼有小说戏剧和影视作品的导向，说他得梅毒（花柳）而死，而学术界更倾向于他亡于天花。同治帝得天花，最直接的线索源于清朝官方档案，也可以从《翁同龢日记》这样极富历史价值的亲历者记载中获得证据。

作为学霸中的学霸，状元郎翁同龢从父辈开始就已接手皇家的教育工作。他陪伴同治帝 10 年，见证了这位特殊学生从顽童到青年的成长经历，也目睹了青春之花绚烂后突然凋谢的悲怆！

据日记所记，1874 年 12 月 8 日（同治十三年十一月初一），皇帝开始“发疹”。次日经御医诊断后，确定是天花。其实约 10 天前，皇帝已“西苑受凉”“连日圣体违和”。天花是由天花病毒主要通过呼吸道传播的烈性传染病。病人在典型皮疹萌发前会出现与一般感冒相似的早期症状，如发烧、肌肉痛、头痛等。因消化系统会受影响，恶心及呕吐也是常见症状。皇帝发疹前已有不适，正印证了天花的前期表现。当时没有人意识到下一步竟是九死一生的恶疾！

不过，天花并非罕见病，从清兵入关开始，二百多年间，天花已多次肆虐，夺走了无数生命，任凭你是帝王将相还是黎民百姓，都难逃厄运。清朝的顺治帝便死于此病，康熙帝乃至咸丰帝也在天花的魔掌中挣扎，只是侥幸存活。鉴于皇室成员尤其是幼童多有死于天花者，康熙、雍正曾倡导传统的种痘防疫（通过吸入患儿天花痘的浆液或焦痂而获得部分免疫力），效果显著，但此法获得的免疫力终究有限且持久性不足。

同治帝有没有接种过传统的天花“疫苗”，历史记载不详。其实，早在1796年，英国医生琴纳（Edward Jenner）在中国经验基础上发明了“牛痘疫苗法”，随后不断推广到世界各地，为防疫作出了积极贡献。不过以清朝的保守态度，同治和大多数中国人当时都不会接受这种在皮肤上注射的“有创”疫苗。

按日记所载，皇帝疹子“项颈稠密，色紫滞干艳，证属重险云云。不思食，咽痛作呕”，有呼吸道症状，疹从颈部、颜面开始，后扩展到躯干和四肢，这些都符合天花的早期表现，但与梅毒发病不符。

一旦诊断为天花，就算在现代也没有特效药能对付病毒本身，医生只能采取支持疗法，防治并发症，增强免疫力和身体素质，尽量让患者度过危险期，让病毒自然消退。皇家当时更依靠“奏折用黄面红里，穿花衣补褂，供娘娘，递如意”的迷信方式为皇帝祈福。至于中医疗法则不外乎“芦根、牛蒡、酒军二钱，吉更（桔梗）、元参，余不记，引用蚯蚓”之类。现在看来，皇帝只能听天由命了。

逾九成不曾接种疫苗的天花患者为典型天花患者，皮疹会在第二天变为丘疹；一至两天后，丘疹内会充满乳白色的液体，而液体会逐渐变得浑浊，使之看似脓疱；约到了第七天，所有皮疹均呈圆形脓疱，里面的液体会外流，直到所有脓疱消退、干化及结痂为止，整个过程通常持续两周。

翁同龢每天进宫问安，回寓后必在日记中详述脉案和药方。到 12 月 15 日（发疹后一周），脉案言：“阴分尚能布液，毒化浆行，化险为平。现在天花八朝，浆未苍老，咽痛音哑，呛颏胸堵，腰酸等尚未骤减。”

17 日，《日记》写道：“上（皇帝）起坐，气色皆盛，头面皆灌浆饱满，声音有力。”“并谕恭亲王当敬事如一，不得蹈去年故习，语简而厉。”18 日，“脉气更好”“饮食亦不少”。19 日，“结痂间有抓破流血”“头面已结痂”。

按自然病程，同治帝似乎将躲过这一劫了。

就在君臣、太后开始庆幸同治帝流脓处结痂、康复有望之际，危险却悄然而至。

按翁同龢的日记的记录，12 月 28 日皇帝的脉案显示：“头眩发热，均惟余毒乘虚袭入筋络，腰间肿痛作痛流脓，顶脖臂膝皆有溃症烂处。”三天后御医称，“脉息皆弱而无力，腰间肿处两孔皆流脓，亦流腥水，而根盘甚大，渐流向脊。外溃则口甚大，内溃则不可言”。患者有发热，病情出现反复，且明显加重！

此后14天，日记反复出现“腰间溃处脓汁未减，红肿未退”“腰臀流汁未消，漫肿串溃，外口小而内溃大”“脓汁虽稍间稠，而每日流至一茶盅有余”“腰间溃处如碗”“流汁过多，精神委顿”之类的记载。很明显，这是天花痘疮破溃后引发的第二波打击：继发的严重细菌感染导致了蜂窝织炎，这是皮下组织的化脓性疾病，主要由溶血性链球菌引起，该菌能分解皮肤结缔组织中的透明质酸，使基质崩解，还能分泌链激酶，可溶解纤维素，故易于通过组织间隙和淋巴管向周围蔓延扩散，随之而来的很有可能是败血症（细菌进入血液系统繁殖、播散到全身）。在当时，抗生素尚未发明出来，这样的感染患者只能等死。到了第十四天（1875年1月12日），皇帝脉象“弦数无力”“神气渐衰，精神恍惚”——心律失常、血压下降、心脏收缩无力、周围循环衰竭、意识障碍，或许这就是感染性休克的表现。当天傍晚，同治驾崩。

由此可见，同治的病程持续了一个多月，是典型的天花和严重的并发症夺走了他年轻的生命。整个过程无误诊，只是医疗水平不足，无法治愈。这种传染病的烈度根本不是梅毒这样相对慢性的传染病可比的。

同治从小就不是盏省油的灯，九岁时，翁同龢曾写日记道：

“闻上（皇帝）初夕误食金钱一枚，三日始下。宫内旧例，煮饽饽中置金如意等以取吉利。北方风俗皆然，然殊鄙俗。”小小年纪误吞金属异物是极其凶险的，万幸虚惊一场。

同治驾崩后，等待翁同龢的是他的另一位麻烦学生——光绪帝！他和这位新学生的人生道路，都因为同治离世而发生翻天覆地的变化。

左宗棠的丧子之憾

中国近现代不少名人的后代在各自领域内都成为出类拔萃者。最典型的莫过于梁启超先生的子女们，几乎全是著名专家学者，无论是在人文领域还是自然科学领域都占有一席之地，“一门三院士，九子皆才俊”也成为一段佳话。

名人后代能取得大成就，很大程度上是因为这位名人本身有学养、重家教，并非名人有什么卓越的基因。名人之所以成为名人，很大原因是时势造英雄，典型代表就是曾国藩。他本人并不聪明，据说背书要比同学多花数倍努力才能达到相等的熟练程度，但他勤奋刻苦，有股湖南人的蛮劲，终于成为学识渊博的人，又适逢太平天国战争这种风云际会的时代变革，由此成长为一代重臣。《曾国藩家书》自 20 世纪 90 年代以来，一直是出版界的热销品，曾国藩的后人当然也颇有成就。想从曾国藩的言传身教中获得启发的家长，恐怕多如过江之鲫。

其实，曾国藩生前有一位诤友，同样名满天下，他就是左宗棠。他们是湖南老乡，都靠镇压太平天国声名鹊起，都是晚清军政领域的领袖级人物，同样饱读诗书且家教甚严。虽然左宗棠的“学历”比不上进士出身的曾国藩，他只是一介举人，屡考进士不第，但他晚年因收复新疆而获得巨大声誉，在今人看来，不愧于“民族英雄”的称号，这个评价远高于曾国藩。

那么，左宗棠的后代过得怎样？对此笔者甚是好奇。一查资料，不禁大为感叹。

原来，左宗棠有四子四女，几个女儿颇有文学才华，这在“女子无才便是德”的时代极为难得。次子左孝宽笃志学医，经过潜心研读医书和长年累月积累实践经验，终于成为一位颇有名望的中医师。四子左孝同日后成为著名的金石、书法家。曾孙左景伊是中国腐蚀与防护研究领域的著名科学家。曾孙左景鉴是著名的外科手术专家，在 20 世纪 60 年代被称为中国外科“四把刀”之一。左宗棠后裔秉承祖训，大多投身于教育、科研、医疗、文化、艺术等领域，出了数十位知名的专家学者。

也许你会问：左宗棠的长子是谁？为何存在感不强？

左宗棠的长子叫左孝威。左宗棠 34 岁时才喜得贵子，和古代大多数家长一样，嫡长子被他们倾注了最多的关爱和心血，曾被寄予了厚望。

可惜，左孝威没有留下什么历史痕迹，他并非心术不正，而是体质本就不好，长期患病，不到 30 岁就撒手人寰，尽管在学业上很努力，但无法获得历史机遇的恩赐。

左宗棠笃信中医，他一直认为长子体质差是由于遗传了他母亲的不良禀赋。此外，在一封写于同治十二年（1873 年）四月二十五日的家信里，左宗棠深情地对长子说：“尔初生时，头上两旁有骨隆起如角，不知其为病，而骨格声音尚强，惟亦时见燥症。”

显然，长子左孝威患有先天疾病。古人对这种婴儿病颇为诧异，继而用五行学说加以解释。其实，这种病症在贫穷落后的国家很常见。按中国的传统说法，这叫“方颅”，别称乒乓头，指小儿头颅额部前凸，颞部向两侧凸出，头顶部扁平呈方形，常见于小儿佝偻病、先天性梅毒等，最常见的病因是缺钙。正常的头颅是圆弧形的，没有棱角。方颅的形成也不是骨质沉积，而是大量类骨质的堆积。由于婴儿骨骼缺钙，软骨发育不良，不能钙化，也不能正常沉积，所以额骨、顶骨、枕骨的类骨质就增生而形成了以上畸形。

在现代人看来，方颅既不危害生命，也非不治之症，治疗方法是补充维生素 D，并让婴儿多晒太阳，从而使体内维生素 D 合成增多，即可诊治。

不过在左宗棠看来，这种“肝经有热”“母气所致”的病需要用“平肝散郁”的中药方能根治。至于疗效如何，结果不得而知，反正他们最后觉得头骨稍平。其实，方颅并不影响大脑发育，更不会影响智力发展，按理说，左孝威哪怕一辈子都是方颅，也不会因此影响事业发展。

方颅，反倒提示当时的母婴保健水平低劣。连左宗棠这样饮食无忧的耕读之家都会发生母婴缺钙状态，可见当时中国的大地上，有多少母婴挣扎在死亡的边缘！

但是，方颅并不致命，左孝威是因为什么病遗憾地英年早逝呢？

1873 年 4 月 25 日，左宗棠回信给长子，里头的爱子、怜子之情跃然纸上："前闻尔上年咯血咳嗽旧病复发，时以为忧。而尔每次信来，总未说及。魂梦作恶，日夜惘惘，惟睹尔亲笔信到乃稍慰也。顷得尔三月二十三日信，知三月初五、初七、初九等日复发吐血旧病，初九日尤剧，后虽暂止，而服药总不见效，拟即停药，专一调养静摄，冀可复元。"当时，左宗棠正在兰州督办西北军务，长子左孝威原本随军处理文书工作，后因病返乡。此番得知长子旧病复发，身在前线的左宗棠忧心忡忡。

左孝威的咯血症不是最近才出现，左宗棠在信中透露，"咸丰十年（1860 年），吾在宿松，闻尔忽患咯血之疾。"当时左孝威不过是一名 14 岁的少年！

说到咯血，古人最常见的病因倒不是肺癌，而是肺结核，以及肺结核等慢性、多次性的呼吸系统感染性疾病引发的支气管扩张。曾国藩的长子、著名外交官曾纪泽就跟左宗棠一样，为力阻沙俄染指新疆做出卓越贡献，后来也是因为咯血而过早离世，实在是天妒英才！这说明，咯血乃至肺结核在当时都是很常见的疾病，而且各个年龄层都有大量患者，但古人没有根治的办法。

肺结核的元凶——结核分枝杆菌在空气中大量存在，它们通过呼吸道很容易进入人的体内。结核分枝杆菌会在支气管、肺泡等组织广泛繁殖，侵蚀周围的毛细血管，最终引起患者的呼吸道出血，病情迁延不愈，状态时好时坏，而病体又不断被分枝杆菌消耗，最终形容枯槁，最终患者要么死于全身衰竭，要么死于血块突然堵塞气道引起的窒息。

左宗棠说儿子“尔小时遇有拂意事，每气急似不能言，唇带青色，啼哭无回声”。这恰恰说明左孝威小时候呼吸道就有问题，已经出现早期缺氧的迹象。

晚年丧子的左宗棠强压悲痛，继续在西北边陲为国效力，为维护国家主权和领土完整立下不朽功勋。虽然痛失爱子，但他的父爱转移到了其他后代身上，也引领他们钻研学问，做正人君子。

中风父子

孙权，三国时期割据东吴的一代豪杰。他承袭父兄基业，把江东拓展成鼎足三分的天下之一，势力范围更囊括今日广东和越南北部（交趾），当时的澳门尚未见于史，不过是沿海一处默默无闻的渔村而已，而当时的“澳门人”就是吴国的子民。

曹操曾感慨“生子当如孙仲谋”，站在长辈的角度，他对这位年轻的对手不吝赞美。论军政才干，曹丕、刘禅皆逊于孙权，更不用说袁绍的儿子袁谭、袁尚，以及刘表的儿子刘琦、刘琮之流了。

孙权还是曹刘孙三大主角中最高寿者，然而到了晚年，他也免不了昏聩起来。这一点，历代英明的统治者似乎都会重蹈覆辙。孙权可谓典型，晚年的他变得猜忌多疑，残暴嗜杀，并且在继承人问题上一错再错，直至一发不可收拾，为东吴的内乱和亡国埋下祸根。为什么会这样呢？是因为老人的脑子有什么问题吗？

老人的脑功能虽然或多或少地会退化，但除非得了如阿尔茨海默病等造成认知障碍，或者出现脑血管病后遗症，否则智力一般不会出现急剧衰退。老人的心智确实有偏激的倾向，但如果在决策判断上出现重大偏差，根源还是在信息来源上。他们会极度信赖身边最亲近的人，也就是日常起居的照顾者，以及时常能推心置腹交流的陪伴者，这些人未必是血缘至亲，甚至可能不是婚姻伴侣。随着自理能力的下降，视力、听力衰退，老人获取外界信息的渠道会变得越来越狭窄，于是那些“最亲近的人”必然会占据老人的思维空间。

孙权的天赋很高，按理说，他的儿子遗传了他的基因，素质也不会差到哪儿去。的确，长子孙登、次子孙虑都有上佳的政治才能，可惜二人英年早逝，这对孙权是极大的打击。他改立第三子孙和为太子，却给予第四子鲁王孙霸同等优待，导致二子相争，朝臣拉帮结派。最后他又听信谗言，废孙和，杀孙霸，亲自导演了家庭惨剧。这时候，孙权又把所有的爱赐予了最后的太子人选——最年幼的第六子孙亮。当一切安排“妥当”后，孙权的生命也渐渐走到了尽头。

《三国志》载：“冬十一月，大赦。权祭南郊还，寝疾。”

《吴录》曰：“权得风疾。”

发病大半年后，孙权去世，享年70岁。此处的“风疾”，可能大体上相当于现代所谓的中风，即脑血管意外。

九岁的孙亮按孙权的遗诏继位。这是个早慧的孩子，类似曹操钟爱的儿子曹冲，两个“小朋友”如果不是处在敌对阵营，或许会很投缘。在更小的时候，孙亮就能识破蜂蜜中的老鼠屎是人为放入而非自然掉进，又会巧施妙计为手下人向父亲孙权求情。无怪乎孙权把他视为神童。

可惜嗣君太小，又逢权臣当道。孙权的选择既无奈又不妥当。宫廷的血腥恶斗也随之而来，不过几年，孙亮就被权臣赶下台，不明不白地死去。

孙权第五子孙休登基。这位 20 几岁的新皇帝颇有心机，他先是用高官厚禄麻痹权臣之首孙綝，接着设下鸿门宴将其诛杀。孙休也励精图治，混乱的吴国开始有了起色。不料天妒英才，孙休在位六年而薨，年仅 29 岁，皇位传给了残暴的孙皓（孙和之子），东吴政局从此再也没有安宁过，直至国灭。

《三国志》并无孙休死因的记录，但他死前约半年，吴国有过一次大赦。按一般规律推测，帝王得了大病，药不见效，往往便用大赦祈福。可能那时孙休就已卧病在床。次年秋七月壬午，吴国再次大赦。癸未，孙休就逝世了。《江表传》补曰：“休寝疾，口不能言，乃手书呼丞相濮阳兴入。”

这倒是难得的病因记录的蛛丝马迹！原来，孙休也患有中风（脑血管病），丧失了说话能力，但好在手还能动。他手书召唤丞相进入，还拉着丞相的手，指着幼子，意在托孤。不过，由于蜀汉新亡，交趾叛乱，人心惶惶，宫廷以立长君更适为由，改立孙休之侄孙皓为帝。这种情况便是孙休无法左右的了，而他的那些幼子也即将成为孙皓的刀下冤魂。

孙权、孙休父子皆死于脑中风，这是同一种病吗？

若说是，则因为都属于脑血管意外；若说不是，则因为脑血管意外也分好几种情况。缺血性中风和出血性中风是两大基本分类，缺血性中风指的是脑梗死，可以是血管壁自发形成斑块堵塞，也可以是身体其他地方的栓子飘进脑动脉导致栓塞。

按现代的研究，缺血性的发生率更高。

孙权高龄中风，较大可能是脑动脉粥样斑块破裂堵塞，引起诸如半身不遂（偏瘫）之类的症状。这种发病模式跟心脏血管一样，好比地下水管数十年不清理，总有生锈、自发损坏、堵塞的时候。当然，如果孙权那时的血压太高，也有可能得脑出血而致死。不过，脑血管爆裂导致的脑出血，其病情更加复杂、凶险，即便在今天也是可怕的危重症。

在古代落后的医疗条件下，孙权得了脑出血后还能硬抗半年，实属不易。脑卒中在发病后半年才死，多半不是脑部本身的问题致死，而是长期瘫痪在床的并发症最终夺走了患者的生命，比如肺炎、褥疮等。

由于长时间平卧，患者无法活动，气管和肺部的排泄物难以咳出，便容易罹患坠积性肺炎；另外，皮肤长期受压缺血，也可能导致褥疮，引起细菌大规模入侵，致使无法控制。这些病症在古代都足以致命。可见，对患有脑血管意外后遗症的患者，日常的科学护理有多么重要！

而作为年轻人的孙休是属于哪种情况呢？如果是脑出血，多半是脑血管先天畸形，比如脑动脉瘤破裂所致。这种发病相当突然，也异常迅猛，受损的脑部会由于出血而形成脑疝，最终可能压迫脑干生命中枢而致患者失去心跳和呼吸。孙休若得的是此病，恐怕无法熬过急性期，更不要说半年了。莫非，他如此年轻，脑动脉就已经提前老化到得了斑块，导致脑梗死？这种情况也不是不可能，但颇为罕见。

孙休这种情况多半是脑血管栓塞，即栓子来自身体其他部位（常见于心脏），经颈动脉入脑，进入某段脑动脉引起栓塞。脑功能的分区极其复杂，可谓各司其职，每个部分都由相应的动脉供血，有的管动作，有的管思维，有的管语言，有的管构音。孙休显然是构音中枢被破坏了，因此他无法通过有效的发音进行沟通，但语言中枢和运动中枢尚好，所以还能写字表达。

近百年来现代医学进入了飞速发展期，而在此之前的漫长历史中，人类是始终无法对感染性疾病进行有效对抗的。心脏为什么会容易形成栓子？那是因为细菌可以通过各种途径（比如拔牙）进入血液系统，再回流和定植于心脏的肌肉或瓣膜内繁衍生息并形成赘生物，这些脏东西除了破坏心脏本身的结构外，还会脱落并进入脑血管，继而引起中风。这就是年轻人得中风的一个重要病因。具体而言，风湿性心脏病和感染性心内膜炎都可以成为脑栓塞的幕后黑手。

随着孙休的离世，东吴最后的一丝希望之光也泯灭了。16年后，“王濬楼船下益州，金陵王气黯然收。千寻铁锁沉江底，一片降幡出石头”。三国归晋，历史给曹刘孙三家开了个大大的玩笑。如果不是孙休早逝，东吴或许还能多撑些年头，等到西晋内讧或北方大乱，如果东吴实力尚在，那么历史的走向也许就是另一番景象了。

短命兄弟

有一年春天，我们医院接诊了一个奇怪的男性患者。他是一名冠心病、急性心肌梗死的患者，50 多岁。在入院当天，我们紧急实施了冠脉支架植入术，术程顺利。就在大家以为他可能渡过了鬼门关，准备接受康复治疗来恢复健康的时候，患者却在夜间心跳骤停，经抢救无效死亡。后来，我们打听到，患者的几个兄弟都有心脏病，都在 50 岁左右去世。可惜，这位患者在入院前几天就出现胸痛不适，但一直死扛着不肯就医，延误了最佳治疗时间，这也许就是他病情恶化的一大原因。

由此大家是否联想到家族性疾病或遗传病？冠心病虽然不属于遗传病之列，但和许多疾病（如高血压病、糖尿病、甲亢等）一样，有着易发的遗传体质倾向。这些情况非常值得家庭成员的注意，而有些心肌疾病更是直接和遗传有关！

前几年，我曾探讨过三国时期著名文学家曹植英年早逝的原因，当时我考虑的是其罹患食道癌的可能性比较大。最近我翻看《三国志》，当我看到曹魏家谱时，一段一直被我忽略的史实赫然浮现在眼前。

《三国志》的编者陈寿以落笔严谨、惜墨如金著称，他的记录可信度甚高。按书中记载，魏武帝曹操共有 25 个儿子，虽然他在世时并未称帝，但早已将汉献帝掌控在股掌中，这也为他的儿子曹丕篡位奠定了基础。历朝历代，生育能力如此旺盛的帝王并不多见，即便面对后世以多子女闻名的康熙、乾隆也不遑多让。

在这 25 个儿子里面，同为卞皇后（追封）生育的共有四人，按长幼排序分别是魏文帝曹丕、任城王曹彰、陈思王曹植、萧怀王曹熊。这四个人除了曹熊外，都在三四十岁去世！曹丕活了 39 岁，曹彰享年 34 岁，曹植积寿 40 岁。曹熊的生卒年并无记载，事迹几乎无从考察，有可能在婴幼儿时期就夭折了，他的所谓王爵是死后多年由曹丕的儿子明帝曹叡追封的。至于他们的父亲曹操，去世时 65 岁，在当时已不算短命了。

让我们再看看兄弟几人生命的最后阶段。

曹丕是曹操和卞夫人的嫡长子。有人觉得曹操没有让曹植当他的政治继承人，实在是暴殄天物。其实不然，按长幼顺序、综合才能，曹丕都完胜弟弟曹植。据说他文武双全，六岁就学会射箭，八岁就能提笔成文，骑马、击剑、舞戟也是得心应手，又博览古今经传，通晓诸子百家学说。在曹操众多的儿子中，只有他最像父亲，文采斐然，军功、政务都可圈可点。虽然曹丕肯定不是一流的政治家，但毫无疑问是一流的文学家，他于诗、赋、文学评论皆有成就，尤擅长五言诗。另外，曹丕著有《典论》，当中的《论文》是中国文学史上第一部有系统的文学批评专论作品。可以说，曹丕是我国古代文学评论的开山之祖。

曹丕的去世既没有先兆，也比较突然。因为他平素看起来很健康，并不是病恹恹的孱弱之辈。按《三国志》的说法，去世前一年，“八月，帝（曹丕）遂以舟师自谯循涡入淮，从陆道幸徐。九月，筑东巡台。冬十月，行幸广陵故城，临江观兵，戎卒十余万，旌旗数百里”。《魏书》载，“帝（曹丕）于马上为诗……是岁大寒，水道冰，舟不得入江，乃引还。……十二月，行自谯过梁，遣使以太牢祀故汉太尉桥玄”。秋冬时节，曹丕从洛阳出发，长时间东巡阅兵，虽然行程颠簸，却还不减其如父亲曹操横槊赋诗那般的雅兴，甚至可以纵马赋诗，看来精神状态很好，不像带病之人。

然而不到半年，状态急转直下，“七年春正月，将幸许昌，许昌城南门无故自崩，帝心恶之，遂不入。壬子，行还洛阳宫。三月，筑九华台。夏五月丙辰，帝疾笃”。“丁巳，帝崩于嘉福殿”。曹丕回洛阳不久便撒手人寰，去世得非常突然。

曹彰，即曹操所称的“黄须儿”，此人以勇武雄烈著称。曹彰年少时善于射箭与驾车，膂力过人，能徒手与猛虎搏斗，不避险阻，曾多次跟随曹操征伐。曹操曾问诸子的喜好，想试探他们的志向，曹彰回答说：“好为将。”曹操反问：“为将奈何？”曹彰对答说：“被坚执锐，临难不顾，为士卒先；赏必行，罚必信。”曹操听罢大喜，觉得曹彰很有当将军的潜质。不过随着父亲的去世和兄长的得势，曹彰的日子并不好过，据说是长期受到兄长的猜忌和防备，明升暗降，也失了兵权。“黄初二年，进爵为公。三年，立为任城王。四年，朝京都，疾薨于邸，谥曰‘威’”。《魏氏春秋》曰：“初，彰问玺绶，将有异志，故来朝不即得见。彰忿怒暴薨。”曹彰来朝，却受到曹丕的冷落，郁郁寡欢，还未来得及返回封地，就在洛阳去世了。《三国志》刻意把曹彰的死和不见容于曹丕联系在一起，好像他是生闷气而憋死的。

最后看看曹植。他无疑是三国时期诗人榜上的骄子，“才高八斗”“七步成诗”等典故都与他有关。他的诗歌对后世影响很大，其才华也颇受后世推崇，与父亲曹操、兄长曹丕并称“三曹”。与父兄不同，曹植并未表现出卓越的军政才干，一生也未担任重要职务。曹植和曹丕的纠葛世人皆知，屡屡受到皇兄的打压和排斥，身边的护卫也被削减得所剩无几，曹丕甚至申斥他纵酒怠慢使者。曹植背负着巨大的精神压力，想在文学以外有所作为，希望渺茫。“十一年中而三徙都，常汲汲无欢，遂发疾薨”。(《三国志·魏书·陈思王植传》）尽管没有机会在政坛一展身手，不过他是曹家较早发现司马懿家族心存野心的人，曾向侄子曹叡提过醒，可惜未受重视。

同胞兄弟，皆英年早逝。这种悲剧的背后是否有现代医学的解释？

从曹丕和曹彰的死亡来看，撇下政治阴谋论不表，就医学而言，应该是急症去世的，否则他们也不会参加东巡和洛阳朝拜。

那什么急症如此险恶？无非是心脑血管疾病，比如急性心肌梗死或急性脑动脉病变（尤其是脑动脉瘤破裂导致的脑出血），这些疾病在现代社会常常都是令医生高度紧张的突发事件，在古代的死亡率就更高了。

由于同性的同胞兄弟都是继承了同一父系和母系的遗传基因，他们彼此之间的遗传性高度相近。单一父亲或母亲身上没有发病的潜在基因，但经过整合就有可能传到子代身上，形成致病的遗传体质。许多心脑血管疾病、内分泌疾病，都有类似的规律。因此，现代临床医生在遇到这类顽疾时，都会向患者家属、亲戚提出风险警示。

至于曹植是不是也死于这类带有遗传倾向的疾病，抑或死于其他疾病，还有待进一步考证。不过，无论何种病因，长期处于严重的负面情绪并依靠纵酒解闷，必然会加速死亡进程。

一位花季少女的凋零

20 世纪 20 年代，对逊位的第二代醇亲王和末代皇帝溥仪一家而言，堪称多灾多难。原本，他们离开中国政治舞台后过着优哉游哉的生活，家资殷厚，北洋政府也答应待之以“外国君主之礼”。这样温和地改朝换代，历史上颇为罕见。

可惜，北洋时期到底还是一个混乱的世界，革命不断，战乱频发，一刻都未消停。家国一体，国乱则家事也让人揪心，何况像溥仪他们这样的特殊家庭。先是 1921 年，溥仪的母亲瓜尔佳氏在受到端康太妃的训斥后，居然吞食鸦片自杀！端康太妃是光绪皇帝的遗孀，即曾经的瑾妃，她的妹妹就是被慈禧害死的珍妃。宗法上，她是瓜尔佳氏的妯娌，是溥仪的伯母，但在皇家，她地位超然。可瓜尔佳氏也不简单，她是权臣荣禄的女儿，典型的贵族小姐，怎么咽得下这口气？这位末代醇亲王载沣的嫡福晋，在一连生了二子三女之后，不幸早早撒手人寰，年仅 37 岁。

三年后，溥仪被冯玉祥赶出紫禁城，被迫移居天津。又过了一年，溥仪的亲祖母刘佳氏因病去世，年仅 59 岁，而溥仪的父亲载沣在处理母亲诊治一事上负有责任，似有贻误病情之嫌。载沣之弟载涛活到 1970 年，据说晚年仍时常会在睡梦中想起母亲。

然而，多事之秋的黑幕继续笼罩在他们家庭的头上。

众所周知，溥仪和溥杰是亲兄弟，后来都投靠了日本人。其实醇亲王一家原本人丁兴旺，溥仪的弟妹很多，除了胞弟溥杰，他还有三位胞妹。此外，庶母也为他生育了四个同父异母的妹妹和两个弟弟（其中一人早夭，另一人为溥任，2015 年去世，享年 97 岁）。

溥仪 61 岁死于膀胱癌，但他的弟妹中除了高寿的溥任，许多人都活到 80 岁上下，甚至 90 岁左右，见证了从皇族到平民的历史，也见证了国家从积贫积弱到繁荣富强的进程。可见他们家不乏长寿基因。然而，溥仪有一位妹妹却鲜为人知。

1908 年 8 月，第二代醇亲王载沣按时上朝，宣布预备立宪纪念日。子时，他得到嫡长女降生的喜讯，生母便是慈禧宠臣荣禄之女。喜出望外的载沣赶紧向慈禧太后"求恩赏乳名"。两天后，慈禧下达懿旨："赏载沣第一女乳名毓格，钦此。"这位毓格便是溥仪的大妹妹，学名"韫媖"，即载沣的长女。

此时，距离光绪帝和慈禧太后相继离世，还有三个月！

可惜，她也是溥仪妹妹中最早离开人世的。

1925 年的某一天，韫媖突发右下腹疼痛。这一次，醇亲王的家里顿时陷入紧张和焦虑之中。一开始，他们请来中医诊治，服用了汤药，但大小姐的病情没有丝毫缓解，腹痛愈演愈烈！这时可吓坏了的载沣一家，才想起来找西医。

跟母亲患病时一样，载沣其实对西医采取的是试试看的态度，既不全信，更不愿意冒他眼中的“险”。其实，如果西医提出的疗法仅仅是服用某些药水或药丸之类，载沣大概率还是会接受的；如果西医提出打针之类的手段，载沣则未必敢让女儿尝试。可是，西医最后的诊断是急性阑尾炎，很可能肠子已经局部化脓了，手术打开腹腔，清除脓液、剪掉坏死的阑尾刻不容缓，载沣对这样的诊疗意见先是心头一蒙，接着又摆手摇头了。

在他们那一代秉持传统观念的国人看来，剖开肚子、清除病根，简直就是神话！这个神话是属于遥远的扁鹊、华佗时代，尽管见于史书，可作为千金之贵，又怎能以身试“刀”，更何况是洋人的刀？

载沣不知道的是，自从19世纪初，欧美开始广泛使用麻醉药之后，外科手术已经开展得如火如荼。西方人对人体解剖的知识远在中国人的认知之上，西医更是一门建筑在解剖、实证、临床试验上的学科，跟崇尚抽象的五行和脉学、带有浓重经验性诊疗的中医，有着天壤之别。

然而，载沣和家人始终对长女的病情采取笨拙的观望态度，一味死“守”，结果等来了噩耗！

终于，韫媖在剧烈的腹痛中逐渐陷入昏迷，弥留之际，她再也无法喊痛了，甚至无法睁开双眼。年仅17岁的花季少女，带着还没有尝够婚姻幸福和人间悲喜的遗憾，匆匆告别了人世。

急性阑尾炎在今天只不过是一种常见的、不难处理的疾病，毕业不久的外科医生就常被老师考核急性阑尾炎的手术技法。

在有规模的综合性医院，急性阑尾炎的开刀手术已经比较少见了，目前许多人都改用创伤少的微创方式——腹腔镜手术切除阑尾，哪怕化脓性阑尾炎，医生处理起来早已得心应手，操作者往往是年轻医生，高级教授不会亲自做这种简单的手术。这种疾病已经很少出现致死的病例了。

然而，即便在半个多世纪前，阑尾炎还是很可怕的疾病，更不要说一百多年前。

1941 年，幽禁中的张学良就曾因阑尾炎被送入贵州中央医院治疗，因为延误了时间，阑尾已经开始化脓，形成腹膜炎，所以医生只能开刀将脓水引出，两个月后才第二次开刀将阑尾切除。张将军回忆此事仍心有余悸，而韫媖当时的病情，大致如此。

阑尾通常位于腹部的右下方，像根小管，长度约 5 ~ 10 厘米，一端连着盲肠，另一端则闭塞成盲端。这样特殊的结构，注定阑尾管腔很容易有部分或全部堵塞的可能，以致蓄积细菌而造成感染（腹腔内更是有大量各类细菌滋生），重者出现阑尾化脓、坏疽乃至穿孔，继而诱发腹膜炎、全身感染、休克，若不及时就医就可能导致死亡。阑尾炎多数须行手术切除阑尾方能治愈，有部分早期或慢性阑尾炎也可能经积极抗感染治疗而暂时缓解病情，但前提是：有抗生素可用。

韫媖既不能接受手术，当时抗生素又尚未普及，其病情一步步恶化，最后丢掉了性命！

而载沣贻误治疗契机也是令亲人早逝的原因之一。其弟载涛评价他“遇事优柔寡断”“做一个承平时代的王爵尚可，若仰仗他来主持国政，应付事变，则决难胜任。”看来，一个人的见识和性格，往往决定着这个人的处事风格和格局。

韩愈母亲早逝之谜

2021 年夏，碧空如洗，万里无云。我在广州的长洲岛旧书摊淘到了一本《唐宋八大家散文》，只见韩愈的《祭十二郎文》赫然列在第一页。我买下此书，似乎因为冥冥中受到某种感召。

翌日，我登上前往潮州的高铁。在快速奔驰的铁轨上，我把韩愈那篇文章再从头到尾读了一遍，心中除了感慨，还充满疑惑。

当天下午，我穿过潮州昌黎路和古城墙，沿着广济桥过了韩江上岸，便到了韩文公祠。韩江、韩山、韩文公祠，一切都与韩愈有关——尽管他只在潮州逗留了八个月。

韩愈，字退之，自称郡望昌黎，世称昌黎先生。51 岁时，因为上疏阻止唐宪宗迎接佛骨而触怒皇帝，被贬到了当时偏远的岭南潮州。

“云横秦岭家何在，雪拥蓝关马不前”。他就是范仲淹笔下的“迁客骚人”，被赶出京城，但依旧胸怀抱负。作为贬官，耿直而富有责任感的韩愈劝农教化，让废学久矣的蛮荒之地如沐春风。纵观宋元明清几朝，潮州学人辈出、儒士如云，不乏晋升朝廷命官者。当代更有一代宗师饶宗颐先生名满天下。而这一切的源头，应该与唐代这位落难的刺史不无关系。仅仅八个月，韩愈的名字乃至郡望，让潮州人铭记千秋万代，从为官到治学，其人格魅力经久不衰，怪不得历史评价他“功不在禹下”。

韩文公祠，这座国内现存最早、保存最完整、结构最宏伟的韩愈纪念祠，里面传递出许多历史信息，其中包括韩愈的家世。

我一直很好奇，是怎样的家庭教育成就了这位唐宋八大家之首？是怎样的家庭熏陶，让这位文人兼政治家在历史的风口浪尖多次挺身而出、为民请命、为国尽忠？中国历史上杰出的文人数不胜数，但能有伟大政治建树的凤毛麟角。

遗憾的是，看到韩愈的家庭状况后，我不免唏嘘。韩愈小时候并没有完整的家庭！《新唐书》明确记载，韩愈“父仲卿，为武昌令，有美政”。不幸的是，韩愈“生三岁而孤”。也就是说，他三岁就成为孤儿，父亲应是过早离世，没法将学问和品格及时传授给韩愈。

那么，韩愈的母亲呢？

其实，韩愈是由兄嫂抚养成人的。至于他的母亲，史书上并无明确记载。韩愈本人在著作中虽然多次提及家族成员，但从未说起自己的生母。而根据史书记载，韩愈的大哥韩会比他年长 30 岁！在韩愈 11 岁时，大哥也撒手人寰，因此是大嫂郑氏真正一手把韩愈拉扯大，并对他的一生产生最重要的影响。韩愈在《祭十二郎文》中提到的十二郎，就是郑氏和韩会的养子，因为这对夫妇并无亲生儿子，便接受了弟弟韩介（韩愈次兄）之子韩老成（十二郎）的过继，视如己出。十二郎与韩愈虽然辈分不同，但年龄相仿，而且一起成长，二人情同手足。

从女性的生理情况看，韩会的母亲（应该是韩仲卿的正妻）极有可能并非韩愈的生母，毕竟当时 50 岁左右的女性能顺利产下婴儿的可能性微乎其微。古代家庭实施的是一夫一妻多妾制，所以，韩愈的生母估计是家庭里地位比较低的婢女之类。韩愈不便透露生母的信息，在当时也是情有可原的。

不过，后人对韩愈的研究从来就没有中断过。朱熹就曾经做过这样的事。于是，关于韩愈生母的情况，文献记载并非空白。韩文公祠显示的资料比较有权威性，估计是博取百家研究之精华，对韩愈母亲的记载，说了一句："在韩愈两个月大时就去世了。"

无独有偶，台北市孔庙儒学文化网对他的家庭是这样介绍的：韩愈"在未满两个月大的时候，母亲便去世。幸亏乳母李氏悉心照料，稳妥成长。三岁时，父亲过世，居河阳的长兄韩会，便代父职，教养韩愈；嫂嫂郑氏亦关怀备至，照顾有加。"

以上便是一些流行的说法，也有一种说法认为韩愈的生母在丈夫死后改嫁。总之，韩愈成长的背景是缺乏生母陪伴的。无论如何，这都是不折不扣的家庭悲剧。

我们姑且相信，韩愈的生母的确是在婴儿诞生后两个月就去世的，那么，她有可能死于什么疾病呢？会不会跟分娩有关呢？

如果一个年轻母亲在产下婴儿后不久就去世了，那么其死因应该与生育有关。在产妇分娩前后的那段日子，医学上有一个专业术语叫“围产期”，一般是指怀孕 28 周到产后一周。这段时间，母亲和婴儿都在鬼门关上走了一圈，不要说古代，就算是现代，也无法保证安全无虞。

而母亲在成功产下婴儿且度过了一周之后，就彻底安全了吗？没那么简单！

世界卫生组织的一组数据显示，2016 年全球孕产妇死亡的直接原因主要包括：产后出血（27%）、感染（11%）、不安全的堕胎（8%）、孕期造成的高血压（先兆子痫及妊娠毒血症）（14%）、难产（9%）、羊水栓塞（3%）以及有既往病史的病情（28%）。间接因素有疟疾、贫血、艾滋病及心血管疾病，这些病都有可能增加怀孕难度或因怀孕而加重病情，导致死亡。

2017 年，造成中国孕产妇死亡的前三位死因分别为产科出血、羊水栓塞和妊娠期高血压病。产科出血仍然是导致孕产妇死亡的重要原因，但由此导致的孕产妇死亡比重已经从 2005 年以前的超过 40% 下降到 2017 年的 28.6%。这三种情况在临床上极其凶险，如果发生在古代，产妇的生还机会相当低，但在古人分娩时，一旦出现，可能很快就死亡了，不会拖两个月之久。

韩愈的母亲也可能死于产褥热，这指的是在分娩、流产或堕胎后，产道的细菌性感染。其症状一般会包括发烧超过 38℃，有寒战、下腹痛等症，阴道分泌物增多、有异味。

最常见的感染发生在子宫及周围组织，导致发病的危险因素包括剖腹产、阴道中有链球菌之类的菌种、早期羊膜囊破裂、滞产等。感染原因可能是病原体透过未经消毒的助产工具侵入生殖器官。

有数据显示，在18—19世纪的欧洲，平均每1000宗分娩个案就有6 ~ 9宗产褥热，其中又有2 ~ 3宗是患者因合并腹膜炎或败血症而丧生。

在唐代，人们还不知道细菌的存在，无菌观念为零，这样的情况下导致产褥热，结果病情反复，细菌感染可缓可急，患者慢慢受折磨，延至两个月后才死亡，应该可能性很大。

韩愈虽然过早地失去了母亲，几岁时就连父亲都离他而去，但他有一位好兄长，更有一位好嫂子；这些人在某种程度上代替了缺失的父母角色，也使得中国历史上一位具备杰出潜质的人不至于过早地凋零；甚至可以说，郑氏和她丈夫不知不觉地改变了中国历史。从这个角度说，女性的伟大，已经远远超出了家庭和家族的范畴啊！

第4章

苦与泪，小恙还是沉疴

皇室儿科专家诊疗记

一代名医钱乙，字仲阳，相传为吴越王钱俶之后，不仅医术高超，而且以孝道感动世人。钱乙对传统医学的贡献，最显著之处在于他特别擅长儿科疾病的诊治，积累了大量的临床经验，对后世的中医儿科的发展起到无可替代的作用，其遗著《小儿药证直诀》被称为“幼科之鼻祖”，是中国现存最早的儿科专著，他创制的六味地黄丸更是沿用至今。

钱乙活跃于北宋后期，坊间传说，他曾为宋神宗的第九子赵佖看过病。这位小皇子得了“急惊风”，差点夭亡，幸赖神医妙手回春，躲过一劫，终能长大成人。而宋神宗的其余诸多子女则没这运气，大多因各种疾病而早夭。

历史上果有其事吗？“急惊风”是什么病？如果存活，会有后遗症吗？

遍查宋史可知，宋神宗有 14 个儿子，只有 6 个长大成人。这六人当中，又只有后来的宋徽宗和两个皇弟活到了北宋灭亡、被金人掳走之时。至于其余兄弟，包括徽宗的前任宋哲宗，以及另外两位王爷，都是二十几岁便去世了。

宋神宗虽然在宋帝中属于早逝者，但在他 30 多年的人生中，面对十几个子女在婴儿、幼童阶段撒手人寰，内心的痛苦可想而知，必定肝肠寸断。至于赵佖，则是半个幸运儿。为什么如此说？其一，因为他那个无子嗣的哥哥——宋哲宗死后，他就成了父皇神宗所余诸子中最年长者，却无法继承皇位，以致弟弟赵佶捡了个大便宜，成为有名的书画皇帝——宋徽宗；其二，尽管赵佖得以长大成年，但寿命并不长。

赵佖是否有什么暗病呢？据《续资治通鉴长编》载，哲宗去世后，大臣原本拥立哲宗的同母弟简王赵似，但皇太后否定议案，她觉得赵似和哲宗同属朱氏所生，再立胞弟，恐增强朱家的外戚影响力。于是又有人提出拥立最年长的赵佖，太后却挑出了赵佖的毛病——“目疾”。

皇位继承人，如果身体素质不佳甚至有残疾，的确不妥；即使外貌有缺陷，也有失天朝威仪。赵佖由此与帝位失之交臂。

赵佖这种目疾到底是视力严重受损，还是眼睛在外观上存在畸形有碍观瞻，由于史料不详，已无从考证。不过，有些神经系统疾病的后遗症，的确会导致患者出现眼皮耷拉、眼球运动异常，甚至失明等。这是否说明赵佖曾得过急惊风？

其实中医的所谓急惊风，是指“壮热神昏，手足抽搐，唇口撮动，牙关紧闭，两眼直视，颈项强直，甚至角弓反张等”，类似现代医学的高热惊厥。患儿烦躁不安，有时面红唇赤，继而四肢抽搐，或时发时止，或持续不止。

问题是，史料能证实赵佖得过此病吗？元朝编修的《宋史》在列传中提到的名医确实有钱乙其人，云“皇子病瘈疭，乙进黄土汤而愈”。瘈疭，即痉挛、抽搐之意。这位皇子到底是谁？

查阅大量文献后，笔者发现，原来《宋史》的钱乙传记脱胎于北宋刘跂的《钱仲阳传》！内容大同小异。刘跂和钱乙是同时代的人，著作可信度较高。刘氏说：“元丰中，长公主女有疾，召（钱）使视之，有功，奏授翰林医学，赐绯。明年，皇子仪国公，病瘈疭，国医未能治。长公主朝，因言钱乙起草野，有异能，立召，入进黄土汤而愈。神宗皇帝召见褒谕，且问黄土所以愈疾状。乙对曰：‘以土胜水，木得其平，则风自止。且诸医所治垂愈，小臣适当其愈。’”天子悦其对，擢太医丞。

这位仪国公，经《宋史·列传第五·宗室三》确认，就是赵佖。皇子一出生就获封公爵，之后封郡王，再后可能封亲王，这些都是惯例。

钱乙用五行之说应对神宗的问询，有点玄而又玄，令不懂中医之人如坠云雾，不过他也谦虚地表明，经过之前太医们的努力，皇子的病情大为好转，他只是“临门一脚”，促成了最后的康复而已，岂敢独揽大功？

《宋史》还记载了钱乙给皇亲国戚们看病，这很正常。然而，奇怪的是，钱乙的《小儿药证直诀》收录了23例病案，其中并没有提到赵佖的病。

这些病案的确涉及赵宋宗室，比如“广亲宅七太尉，方七岁，潮热数日欲愈”“睦亲宫十太尉，病疮疹”“广亲宫七太尉，七岁，吐泻”“四大王宫五太尉，因坠秋千发惊搐，医以发热药，治之不愈”等。广亲宫（宅）、睦亲宫都是宗室们的居住地，这些吓人的“太尉”们都是宗室子弟，含着金钥匙出生，一到人间就获封有名无实的太尉头衔。不过，从这些记录看，钱乙确实擅长治疗“惊搐”的患儿。

此外，他在著作中详细论述了“急惊”乃“因闻大声或大惊而发搐，发过则如故……若热极，虽不因闻声及惊，亦自发搐。”另外也有慢惊，钱乙分而述之。

也许赵佖的病在钱乙看来不属于经典病案，根本不是自己行医数十年的得意之作，要么是病情不算复杂，要么是症状不够典型，要么是别人的功劳居多，总之他觉得没必要收录于书中罢了。

后人将论著和史料中“太尉因坠秋千发惊搐”“急惊”“仪国公”搅和在一起，自然得出钱乙为赵佖治疗“急惊风”之说。

其实，不管是急惊风还是急惊，抑或惊搐、瘈疭，其症状和定义可能都有相似之处，最显著的特点都是抽搐，而高热导致的幼儿抽搐也是很常见的。

在六个月至五岁的儿童中约有 2% ~ 5% 会发生高热惊厥，发作时体温经常超过 39℃，这也属于家族遗传性病症。高热惊厥可能是简单型，也可能是复杂型：简单型指的是整个身体颤抖不超过 15 分钟，患儿通常会失去意识，超过 90% 的高热惊厥病例属于简单型；复杂型则是整个身体震颤超过 15 分钟或更久，或者在一天内至少发作两次。

除合并意识不清外，患儿还可能两眼上吊或固定斜视、口吐白沫、面部青紫、四肢抽动。这时医生要鉴别有无癫痫发作，因为癫痫的后遗症很严重，治疗不及时会导致脑部永久性损伤。

无论如何，就皇位继承而言，赵佖终究在健康问题上输给了赵佶。健康问题历来关系重大，而因为“目疾”错失皇位，也成了北宋历史的转折点。

寄生虫毁了一代豪杰

东汉末年至三国时期，风起云涌，各方英雄你方唱罢我登场。才华横溢、胆识过人的豪杰，适逢这种乱世，更能扬名立万，比如曹操、刘备等。至于那些志大才疏、不学无术的妄人，虽然一时得逞，但终究被时代抛弃，成为历史笑谈，比如吕布、袁术等。

不过，要想在这个舞台上长时间纵横捭阖，还得有健康的体魄，再加上点运气，否则便可能英年早逝，比如孙策、庞统、郭嘉这样的一代人杰，实在令后人惋惜。

陈登这个名字，想必喜欢三国故事的朋友并不陌生。他属于徐州望族，25 岁举孝廉，管理东阳县，爱民如子，颇有政绩，因抵御饥荒而赢得威望。陈登内心佩服刘备，在陶谦死后力挺刘备接管徐州。可惜，刘备遭吕布偷袭败走，陈登不得不屈于吕布帐下，但他鄙视吕布的暴虐和反复无常，断其必不成气候，时刻思索怎么消灭吕布。后来，陈登骗吕布派自己出使许昌，到许昌后他便暗结曹操。曹操遂封其为广陵太守，并邀他暗中攻击吕布。最终，吕布腹背受敌，在下邳之战中被擒，死在曹操手里。吕布势力从此烟消云散，徐州一带遂为曹操所得。陈登因功加拜伏波将军，经略广陵期间甚得民心，有扩张之志。

于是，陈登逐渐与江东的孙策集团产生冲突。当时，年轻的孙权受命于兄长，派部下进攻陈登管辖的匡琦城。陈登击败部分敌军后，又秘密前往距城十里的军营征集大量柴薪，在晚上连片点燃，配合城头上的军队假装欢呼，虚张声势，大玩心理战术，令敌人误以为援军赶到，于是撤退。陈登随即率军追击，大破孙军。

孙策对此耿耿于怀，曾计划报复，不料意外遇刺身亡，无法报仇雪恨了。

然而，就算孙策不死，他也未必有报仇雪恨的机会，因为陈登这位被《三国志》的作者陈寿称赞有“雄气壮节”的豪杰，竟然在取胜不久后就病故了，享年 38 岁，“功业未遂”。

古人的疾病谱与现代人大相径庭。一个 30 多岁的人病故，我们现代人也许会想到恶性肿瘤或心脑血管急症，但一千多年前的人很有可能死于今天在大城市不常见的传染病。

《后汉书 · 方术列传》专门记载了神医华佗的事迹，顺带提到了陈登：“广陵太守陈登忽患匈中烦懑，面赤，不食。佗桩之，曰：‘府君胃中有虫，欲成内疽，腥物所为也。’即作汤二升，再服，须臾，吐出三升许虫，头赤而动，半身犹是生鱼脍，所苦便愈。佗曰：‘此病后三健当发，遇良医可救。’登至期疾动，时佗不在，遂死。”

显然，按文中的记载，陈登患有消化道的寄生虫病。“腥物”，大意是那些未煮熟、煮透的肉食。华佗诊病，除了望闻问切之外，也会深入了解患者的生活习惯，这是良医的必备素质。他根据陈登胸部不适、胃纳差等症状，再加上陈登可能提供的饮食习惯，联想到当地的传染病流行状况，很快做出了正确诊断。

我们现在很清楚地知道，生肉有时含有许多寄生虫或虫卵，有的小如白米，肉眼就能识别，但大多数是肉眼无法观察到的，而古人却是有生食传统的！

脍最初的意思是指切细的生肉，后来才专指生鱼片。《礼记·内则》曰："肉腥细者为脍。"古人和现在有些人都认为，某些肉在蒸煮烹饪后就丧失了原味，不够鲜嫩，因此古往今来，一直有吃生肉的习惯。

《礼记》又曰："脍，春用葱，秋用芥。"《论语》中则有对脍等食物"不得其酱不食"的记述。可见，那时的脍，当用加葱、芥等酱料调味，类似今天吃的刺身。直到北宋，中原人士在汴河边捕捞鲤鱼而生吃鱼脍仍是一种时尚。

从华佗的治疗过程来看，他使用的是催吐法，即通过刺激患者呕吐的反射来驱除部分寄生虫，使之逆行，从胃肠经食管排出体外，以减轻症状，缓解病情。他很清楚自己并无办法将患者腹中所有的虫子都驱除，所以发出警示，说该病几年后可能复发。

那么，这种连华佗也不能杀灭的寄生虫是什么呢？

常见的寄生虫就那么几种，在现代医学体系里不算复杂。"头赤而动，半身犹是生鱼脍"，史书的记载或有些夸张，但大致可以这样定义：这种虫子能被人眼清晰地辨认出来，体型不会很小，也很活跃，形状有点像生肉丝。

常见的寄生虫中，鞭虫、阿米巴虫都太小，人眼难以发现；贾第虫，显微镜下形如跳蚤；钩虫，的确是肉色，但只有一厘米长，仍是偏小，而且它们导致的主要是消化道出血和贫血，有的患者合并皮下出血和皮疹；蛲虫，线头状，乳白色，是寄生在肠道内的小型线虫，当患者睡着后，雌虫移行到肛门外大量排卵，卵就粘附在肛周的皮肤上，引起肛门和会阴瘙痒，甚至有继发性炎症，其病症不太像陈登的困扰。如此说来，以上几种似乎都与陈登的情况不一致。

那么，剩下的大概只有猪肉绦虫和蛔虫之争了。

猪肉绦虫的成虫，专门寄生在人类的小肠内，摄取人体的营养，导致患者面黄肌瘦、四肢无力等症。有的人感染囊蚴（绦虫的一种发育形态），如囊蚴在脑，人会出现癫痫。如囊蚴寄生在眼球，人会失明。上述情况与陈登的病症的吻合度不足，而且猪肉绦虫寄生在小肠内，又怎能轻易通过呕吐（呕吐反射涉及口腔、食管、胃、十二指肠和胆道，但很难波及小肠）被排出？

那么会不会是蛔虫呢？蛔虫的身体为灰白色长圆柱状，长15 ~ 35厘米，形似蚯蚓，镜头下常是一丛丛的，倒很像肉丝。不过，蛔虫也寄生在人的小肠中，靠摄取肠道内半消化的食物生存。感染蛔虫易造成儿童营养不良。这样的话，岂不是也跟猪肉绦虫类似？

其实，蛔虫还会导致一种特殊情况——胆道蛔虫症。患者饮食不节或驱虫不当，均可能激惹虫体上窜胆道，且蛔虫有喜碱厌酸、钻孔的习性，在胆管炎及括约肌松弛时更易引起成虫钻胆，诱发胆绞痛，甚至刺激患者呕吐。由于胆管连通十二指肠，后者又连着胃，因此病人剧吐时会把部分虫子也吐出来。

堪称一代豪杰的陈登，也许最后就死于胆道蛔虫症导致的严重胆道感染。惜哉！如果他不早逝，以他的才能和胆魄，三国的故事或更加曲折和引人入胜。

刘秀得过中风吗

历史上，中风或患有“风疾”的帝王将相，在史书记载上往往苦不堪言。似乎，这类带有“风”字的疾病在古代人群中的发病率极高，尤其是上了年纪的人。

从传统中医的描述中，我们大致了解到这属于一组复杂的症候群，由多种疾病组成，主要的临床表现之一就是头晕目眩，现代医学中的高血压和心脑血管疾病，其临床症状也包括在内。

头晕谁都经历过，可皇帝一旦头晕不止、休息后也无法缓解，那么首先被吓坏的应当是御医们了。

如果你觉得患病的人总是那些病恹恹、饭来张口衣来伸手的孱弱统治者，那就大错特错了。戎马一生的雄主也难逃一劫，比如曹操，虽然他不是皇帝，但权倾朝野，“挟天子以令诸侯”，一生东征西讨，为北方的统一立下大功，但也没少受头晕和头痛的折磨。

不过，我在此要说的主角不是曹操，而是东汉的开国皇帝刘秀。

东汉和刘秀在历史上的存在感，似乎一直不太强。就王朝兴废而言，除了绿林军和赤眉军大战王莽的新军、推翻新朝，东汉在一盘散沙中建立；除了东汉末年群雄逐鹿，各路豪杰粉墨登场，大家好像还真想不起这个王朝还有哪些可作为茶余饭后谈资的话题。就皇帝的知名度而言，除了开国皇帝刘秀和末代皇帝——汉献帝，大家可能也一时半刻想不起东汉还有哪些皇帝。

其实，东汉和刘秀的魅力被严重低估了。也许，是西汉和三国太多的精彩故事和英雄豪杰把他们的光芒遮蔽了。

刘秀建立的“汉朝”，被历史学家称为东汉，以区别于刘邦建立的西汉。然而，东汉和西汉有着太多的不同，并非完全一脉相承，治国理念、统治中心都不尽相同，说是两个王朝也不为过，毕竟历史上用“汉”为国号的政权多的是！而刘秀本人，甚至都不是汉武帝一脉的后裔，血缘跟西汉末年的皇室早已疏远，这一点跟一百多年后的刘备类似。

刘秀是汉景帝的九世孙，其直系先祖可追溯到汉景帝之子、长沙定王刘发。刘发是汉武帝同父异母的哥哥，他的另一个同父异母的兄弟即中山靖王刘胜，就是刘备常挂在嘴边的祖先，也是中国首次发现、规格最高、保存最完整的玉制葬衣——金缕玉衣的主人。

话说长沙定王历经数代繁衍，其后代中的一支族裔定居在南阳郡蔡阳县（今湖北枣阳市西南），由于后代太多，且爵位递减，到了刘秀的父亲这一辈，家族早已没落，不过虽然谈不上显赫，但好歹也算一方豪族，而且刘秀好学，于是他还有机会到京城进修学业，专攻儒学。原本他打算学成之后回家，不过时势造英雄，王莽篡汉，不仅建立新朝，更是进行了大刀阔斧的改革。由于其改革思想过于前卫，脱离了当时的社会实际，结果造成天下大乱，而且侵害了刘氏宗亲的既得利益，于是刘秀在哥哥的带领下参加“革命”，最终不仅参与推翻了新莽政权，还脱颖而出，扫灭诸侯，自立为帝，成就一番伟业。

东汉定都在距离刘秀老家不远的洛阳。毕竟，和他一起打天下的那帮弟兄的根基在那里，关系盘根错节，便于势力巩固。长安，从来就不是刘秀家族的势力范围，也不是他的祖先长沙定王的家乡！

不过和祖先刘邦一样，刘秀成为一代帝王之后，天下稳定，便想衣锦还乡，尽管不是定居，但巡视一番显然是很有必要的。

当年汉高祖从长安千里迢迢回到沛县（今江苏徐州西北），会见昔日的父老乡亲，并吟唱了那首传诵千古的名篇《大风歌》，一句“威加海内兮归故乡”顿生万丈豪情。刘秀显然也想模仿先祖，而且他的老家距离洛阳实在太近了。但不幸的是，刘秀在出发前突然病了。

按《东观汉记》的说法，“上（刘秀）以日食避正殿，读图谶多，御坐庑下浅露，中风发疾，苦眩甚。左右有白大司马史，病苦如此，不能动摇。自强从公，出乘，以车行数里，病差（病好了）。四月二日，车驾宿偃师。病差数日，入南阳界，到叶。以车骑省，留数日行，黎阳兵马千余匹，遂到章陵，起居平愈。”

《东观汉记》这部史书虽然名气不如《后汉书》，但成书时间早于《后汉书》，是官修当代史，修史者拥有丰富的材料来源，只不过该书编成后，在流传过程中逐渐被后者取代，散失了不少原始资料。

那么，刘秀是真的如史书中记述的那样得了中风吗？

这件事发生的时间是建武十七年（41年），当时刘秀47岁。在古代，这已经开始步入老年阶段了，如果发生脑血管疾病，也不是没有可能。

然而，如果是脑梗死或脑出血，刘秀的康复进度无论如何也不会那么快。况且，他病后还能坐车继续巡视，看来也不是什么严重的疾病。要知道，古代的马车可不是现代的汽车，不仅走得慢，而且轮子不似橡胶轮胎，跑起来那可是非常颠簸的，恐怕连刘秀这样久经沙场的马上皇帝也不能长时间耐受，更别说他还是带病出行了。

古文的“病差”其实是好转之意，而刘秀的“中风发疾，苦眩甚”究竟是怎么回事呢？

其实，这更像良性阵发性位置性眩晕，俗称耳石症。这种疾病很常见，可导致患者或轻或重的短暂性头晕发作，通常是由头部位置的某些特定变化引起的。当患者抬头或低头、躺下、翻身或在床上坐起来时，都有可能发作。

人体器官的构造非常精密。与耳蜗紧密相连而稍微膨大的部分叫前庭。在显微镜底下，我们可以看到里面位觉斑的表面有一些细小的碳酸钙的小结晶，这就是耳石。这可不是耳屎！

每个人的耳石都会代谢脱落，通常这些脱落的耳石会进入半规管，然后被内耳中的细胞吸收，而在一些异常情况下（如衰老退化、局部供血不足、头部外伤等），耳石脱落过多或失眠导致吸收能力下降，就会导致过多的耳石顺着半规管的管口进入半规管长臂或黏附在脊顶上，引起耳石症。此时患者不但会感到头晕，看东西天旋地转，还会出现恶心、呕吐等。治疗可选择手法复位，而有的人在休息之后症状也可减退。刘秀应该属于后一种情况。正因如此，他才会自行“痊愈”，继续返回家乡。不过，这种“痊愈”不代表不会再次发作。

若干年后，他的眩晕症果然再发。《东观汉记》载：“二十年（44 年）六月，上（刘秀）风眴黄瘅病发甚。”这次发病，黄瘅（黄疸）居然同时出现。这可能是急性肝炎导致的肝损伤，引起胆红素异常溢出到血液系统里，引起皮肤发黄。急性肝炎有可能治好，甚至有的人可以自愈，而这种最容易治好的肝炎，往往是患者不慎吃进了含有甲型肝炎病毒的食物所致。

如果是严重的胆道系统感染、堵塞或肝胆系统癌症，刘秀就难逃一死了；但如果是溶血性黄疸，患者通常会出现高热症状，这种状态恐怕也是当时的医疗手段难以应付的。此处的“二十年”指的是建武二十年，此时距离刘秀去世的公元 57 年，还有 12 年呢。

刘秀能文能武，打天下时能屈能伸，最终开创了一个新时代，这段曲折坎坷的经历堪称英雄史诗，日后更因为他早年求学和好学的缘故，也使东汉也成就了儒学氛围浓厚的新时代。仅凭这一影响，将他与“唐宗宋祖”相提并论也并不为过。

孟浩然的郁郁而终

说起唐朝的诗人，也许你会立刻想起李白、杜甫、白居易。可是，有这样一位大诗人，其诗歌的脍炙人口程度，虽然不在此三人之列，却能从现在的幼儿园儿童，一直跨越到大学生，乃至老年朋友，实现全年龄段覆盖，成为家喻户晓的千古名篇。

幼童早早就会背诵："春眠不觉晓，处处闻啼鸟。"中学生的考试必备佳句常有："气蒸云梦泽，波撼岳阳城。"读文科的大学生几乎都学过"水落鱼梁浅，天寒梦泽深"。老年朋友念念不忘"待到重阳日，还来就菊花"。而这些名篇的作者，就是孟浩然。

众所周知，李白是盛唐时期的著名诗人，青壮年时代已名闻天下，无疑拥有众多的"粉丝"。实际上，李白一生漂泊，没有固定职业，但"粉丝"们常赠予他钱财，这份厚爱让李白的日子过得还算滋润。然而，李白心目中也有自己的偶像，那就是年长他 12 岁的孟浩然。他曾毫不掩饰地赋诗道："吾爱孟夫子，风流天下闻。"此处的风流，指的是风雅洒脱、杰出不凡，有才华而不拘礼法。他那首《送孟浩然之广陵》，更是把两人忘年交的情谊抒发得淋漓尽致。

既然孟浩然有如此迷人的魅力，那么活在盛唐时期的他是否也功名显赫？毕竟，唐朝是一个崇尚诗歌、崇尚文学的时代，许多文采斐然的才俊都能借着笔墨功夫，获得进入官场的机会，从而在政治上大展拳脚，实现人生的抱负，留名千古。

遗憾的是，孟浩然最后郁郁而终，50岁出头便撒手人寰。

《旧唐书》对他的记载很简略，只有三句话："孟浩然，隐鹿门山，以诗自适。年四十，来游京师，应进士，不第，还襄阳。张九龄镇荆州，署为从事，与之唱和。不达而卒。"

《新唐书》对他的记述有所增加，主要是补充了一些逸事，还是命运多舛，始终不得志，最后在"开元末，病疽背卒"。

唐人王士源的《孟浩然诗集序》写得最详细："开元二十八年（740年），王昌龄游襄阳，时浩然疾发背，且愈，得相欢饮。浩然宴谑，食鲜疾动，终于南园。"

这背部疾病究竟是怎么回事？

疽是中国古代医学对皮下疮肿的一个统称，特点是肿胀坚硬，多发于项后及背。《灵枢·痈疽》指"热气淳盛，下陷肌肤，筋髓枯，内连五脏，血气竭，当其痈下，筋骨良肉皆无余，故命曰疽。"《内经》也指出"盖疽者，阻也。邪气深而内烂，阻人筋骨，属阴难治。""痈之深者曰疽，疽深而恶，痈浅而大。"

按现代医学的理解，痈、疽之类是指皮肤组织的急性化脓性感染。致病菌大多是金黄色葡萄球菌。感染与皮肤不洁、擦伤、人体抵抗力下降等有关。部分患者原患有糖尿病，病变好发于皮肤较厚的部位。初起时为小片皮肤硬肿，色暗红，其中可有数个凸出点或脓点，疼痛较轻，但随着病情进展，患者出现畏寒、发热、食欲减退和全身不适等症状；随后，皮肤硬肿范围增大，周围会出现水肿，局部剧痛会很明显。如果病变部位脓点增大、增多，中心处可破溃出脓，使疮口呈蜂窝状，其内的皮肤组织坏死呈紫褐色，很难自行愈合。如果延误治疗，病变会继续扩大、加重，患者甚至会出现严重的全身反应。

这些感染部位又常常出现在背部，原因可能与背部经常接触床铺等硬物，以及长时间摩擦容易受损有关，而长时间按压又容易导致局部组织缺血（血运不旺盛），会加重皮肤的脆弱性，自愈能力变差，小伤口也容易发展到深部感染；最后，背部出汗较多，清洁不及时，长时间粘在皮肤上，也会造成细菌繁殖增加。

现代人大体上觉得这类皮肤感染性疾病只是“小儿科”，服用抗生素或静脉消炎，必要时请外科医生切开皮肤化脓组织引流，是完全可以治愈的。然而，在医学落后的古代，这样的病可是要命的！

史书上不乏此类病症的患者。除了孟浩然，还有范曾，甚至还有贵为天子的汉文帝刘恒。至于普罗大众，罹患此病者更是多如牛毛。《史记·孙子吴起列传》记载：“（吴）起之为将，与士卒最下者同衣食……与士卒分劳苦。卒有病疽者，起为吮之。”

在古代，痈疽往往难以根治，因为那时人们还不知道细菌等病原体的存在，当然也谈不上使用杀菌、消毒等药物。不过，按照古代医学理论，痈和疽的形成与某种邪毒有关，如果用外力切开并吸出里面的脏东西，那么疾病是有机会痊愈的。

古人是这样实践的。吴起为患有背疽的士兵吸吮脓汁，加快士兵康复的速度，让士兵感激涕零，为他奋勇杀敌，万死不辞。

除细菌感染等外界因素外，患者的心境、情绪等都是影响这种疾病发生和发展的内在因素，这就是为什么像范曾这样的老臣，被项羽辞退不久后便长出背疽，最终抑郁而终。

孟浩然大概也有类似的内因。毕竟，当一个人的情绪极度低落或处于极端消极、压抑的状态时，身体的免疫能力会大打折扣，对抗病菌入侵的能力自然下降，在面对平时可以抵抗和自愈的疾病时便会败下阵来。

孟浩然虽然隐居山水，但毕竟拥有当时大多数文学爱好者都具备的入世情结，希望能遇到赏识自己的才华、引导自己进入政坛的伯乐，继而尽可能地实现自己的政治抱负。

只可惜，孟浩然的性情过于耿介，不懂圆滑，更不善于跟高层打交道。传说王维曾私邀其入内署，适逢唐玄宗至，孟浩然“匿床下”(《新唐书》)。玄宗命他出见，并当场考验一下他的才华。孟浩然自诵其诗，其中有“不才明主弃”之句。玄宗听罢不悦，说：“卿不求仕，而朕未尝弃卿，奈何诬我？”连最高领导都不高兴了，孟浩然的仕途可想而知。自认为满腹经纶，到头来一场空，失望加失意，这样的心境长期困扰着他。

有人问，孟浩然是不是吃了什么刺激的食物导致病情加重而死的？其实，现代医学并未认定痈和疽的患者绝对不能吃哪些食物。“食鲜疾动”，这是古人的认知，实际上鱼类和鸡鸭、牛羊之肉，本质上都是蛋白质，是否能诱发皮肤细菌感染，尚且缺乏循证医学证据。如果是食物不干净导致细菌或病毒性胃肠炎，那就是另一回事了。

不过，中国传统医学一直认为，“发物”不利于伤口愈合，它们会诱发或加重某些病情，尤其是导致旧病复发，如葱、韭菜、胡椒、羊肉、狗肉等温热、辛辣且易助热上火的食物，都属于“发物”，对伤口有炎症的人来说都需要忌口。

读者还是小心为上，有时宁可信其有，不可信其无，毕竟现代医学永远都是不完善的，很多未知的谜团只能在未来找到答案。

困扰沈括的眼病

提起北宋的沈括，你可能首先想到的是古代科学家或《梦溪笔谈》。其实，沈括的正职是一位朝廷官员，官至龙图阁直学士、权三司使，参与过北宋的重要政治、军事活动，而《梦溪笔谈》则是他众多著述中流传最广的一部，是一本笔记体著作。

沈括博学多才、兴趣广泛，最难得的是常年保持好奇心，关注点不止于文学和儒学。他在仕途上遭遇了不少挫折，又适逢家庭不幸，于是退居梦溪园，潜心创作了这部后来成为经典的古代百科全书。在书中，沈括搜集了天文、地理、生物、考古、数学、物理等领域的奇异现象，可谓包罗万象，并加以推理分析，有着极高的科学性和实践参考价值。

这样的博学之人，作品显然不止一部《梦溪笔谈》，而遗憾的是，沈括的其他著作大多已散佚，这无疑是人类文明史上的一大损失。

除《梦溪笔谈》外，好在还有一部医药典籍存世，即《苏沈良方》。

起初，沈括有《良方》十卷，又名《沈氏良方》《沈存中良方》。宋人在此书基础上增补苏轼的《医药杂说》，合编而成《苏沈良方》。该书内容繁杂，有内科、外科、眼科、妇科、小儿科等各科病症的简易疗法，并对草本植物进行考据，还载有日常饮食起居的调理宜忌和一些行之有效的药方。

沈括对医学如此痴迷，是因为其人自幼体弱多病，成年后也饱受疾病困扰，于是便渐渐成了“药方控”。试想，如果他没有步入仕途，而是一生专门从事博物研究，也许对人类社会的贡献更大，如果他立志救死扶伤，说不定还能成为一代名医呢？

那么，沈括在成年后遭遇了什么怪病呢？

他在《良方》里说：“予为河北察访使时，病赤目四十余日。黑睛旁黯赤成疮，昼夜痛楚，百疗不瘥。”

眼睛发红多日，迁延不愈，发展到局部长起了脓疮，可见这是一种眼部感染性疾病。人眼最容易发红的地方就是俗称的“白睛”，其实这是眼球覆盖着结膜的地方，细菌性结膜炎（俗称红眼病）就是这样的表现。

对于这样的情况，沈括已经束手无策了吗？幸好，他遇到了一位贵人。

“郎官邱革相见，问予病目如此，曾耳中痒否。若耳中痒，即是肾家风。有四生散疗肾风，每作二三服即瘥。”

这位郎官似乎精通医学，问诊很仔细，还问沈括是否合并耳部[①]瘙痒。其实，结膜炎和耳部疾病可能是两个孤立的并存状态，但两者有相同的病因——细菌感染，这时的沈括应该是

---

① 合并耳部指的是患者双侧耳部同时存在疾病或需要治疗的情况。——编者注

合并了中耳炎。

古代卫生条件很差，病菌横行，很多人都不慎被细菌所感染，从而罹患各种各样的传染病。其实这些情况，当时的人已经有所察觉。

沈括在发病后就曾使用当地的浴具。有人劝他说：“目赤不可浴，将躯体中热并集头目，目必甚。”而且不止一人曾这样劝过他，但沈括“不信，卒浴。浴毕，目赤遂大作”。清洁不佳的浴具含有大量细菌，家庭之外的洗浴用水也未必卫生，何况这些器物和用水说不定已有患者用过，交叉感染的风险极大。

感染后沈括曾尝试服用“四生散”，每天“午时一服，临卧一服，目反大痛。至二鼓时，乃能眠。及觉，目赤稍散。不复痛矣，更进三四服，遂平安如常。”他可能是抱着试试看的心态，一开始还真的惊心动魄，以为病情有所恶化，不料也许是以毒攻毒，此方竟然慢慢见效，不久便药到病除了。

有朋友会问，这些耳目的感染性疾病和肾有什么关系？莫非肾脏也感染了细菌，从而导致向全身扩散？

非也！宋人所谓的“肾家风”完全是中医概念。北宋时，五行学说和五脏六腑理论或许已然盛行。需要注意的是，传统中医的“肾”与现代医学建立在严谨解剖学上的“肾脏”，并不是一回事。然而，不管是哪一派的理论，能治好病就是好医术和好药。

如今治疗结膜炎和中耳炎，使用抗生素的确可以有效治愈，但古人用经验疗法居然也能降服此类病魔，这不得不令人佩服传统医学的博大精深。如果四生散的完整药方能流传至今，肯定对现代医学具有特殊的启发意义。

最能体现沈括学术水平的还是《梦溪笔谈》，他在书里也彰显了对医学的关注，尽管有些病症记载得过于离奇。

比如，《梦溪笔谈》除了记载莫名其妙的“缩小症”，还记录了不可思议的“饥饿症”：

江南逆旅中一老妇，啖物不知饱……以蒸饼啖之，尽一竹篑，约百饼，犹称饥不已；日饭一石米，随即痢之，饥复如故。京兆醴泉主簿蔡绳，予友人也，亦得饥疾，每饥立须啖物，稍迟则顿仆闷绝。怀中常置饼饵，虽对贵官，遇饥亦便龁啖。绳有美行，博学有文，为时闻人，终以此不幸，无人识其疾，每为之哀伤。

在今天看来，这些记载可能是作者道听途说的，或者过度着眼于故事离奇的一面，没有对整个病情进行完整、系统的描述，但从这些片言只语中，我们也能猜测到一些古人的疾病。

这种表现应该是两种情况的“饥饿症”。

老妇人容易发饿，而一进食又容易腹泻，有可能是罹患肠易激综合征，即一般人称的“肠敏感”，这是肠功能紊乱失调或肠道过敏所引起的症状统称。他们很容易伴随腹泻，却并非胃肠炎所致。患者的基本情况是肠道蠕动过分活跃，而食物很容易诱发肠道蠕动加速，导致食物营养吸收不佳；但是，肠道的快速蠕动，又使得消化道排空的速度很快，由此，患者老是觉得腹中空空，从而继续进食，引发恶性循环。

故事中提到的蔡绳，很可能患有低血糖症。低血糖是指血液中的葡萄糖浓度（血糖）低于正常水平的现象，典型表现有饥饿、头晕、冒冷汗、手震甚至神志混乱等。有一部分糖尿病患者也容易出现低血糖，这是现代医学治疗糖尿病时出现的并发症。但在古代，医者缺乏降糖的有效疗法，患者和医生也不会意识到自己患有糖尿病，怎么会把患者治成低血糖呢?

其实，人体胰岛素分泌过量也会导致低血糖，患者并非罹患糖尿病，而是可能罹患胰腺肿瘤，导致胰岛素的过量分泌，这也是低血糖的一个重要病因。

溥仪奶奶的难言之隐

但凡一个王朝进入末世，很多怪象便会纷至沓来。满清末造，同时碰上几千年未遇的大变局，政治动荡，华洋冲突，身在其中的历史人物，自然难以逃脱时代洪流的冲击，他们的遭遇更令人唏嘘。

末代皇帝溥仪之名家喻户晓，但他在位时仅是一名幼童，本质上没有进入王朝的末世熔炉，真正给大清掌舵的是其父摄政王载沣。此人对西方事物颇有兴趣，自购地球仪、天文望远镜等科学仪器，在日记中经常记载哈雷彗星、日食、月食，甚至很早就使用汽车和电话，并率先加入剪辫子、穿西服的行列，曾被视为晚清新派领军人物。那么，载沣对待与生命直接相关的西方医学又是怎样的态度呢？

有人想起李鸿章，这位载沣的前辈也喜欢西方新鲜事物，不仅饮用进口瓶装水，还带着随身西医，随时接受诊治。也许西医确实对他的健康长寿起到了积极作用，老人家轻松活过了古稀之年。

然而，载沣不过是叶公好龙罢了。对待现代文明的精华——医学，他不但不懂，还过于拘谨地与之保持距离。

溥仪在《我的前半生》一书中提道：

我的祖母患乳疮时，请中医总不见好，父亲听从了叔叔们的意见，请来了一位法国医生，医生打算开刀，遭到了醇王全家的反对，只好采取敷药的办法。敷药之前，医生点上了酒精灯准备给用具消毒，父亲吓坏了，忙问翻译道：“这这这干么？烧老太太？”

我六叔看他这样外行，在他身后对翻译直摇头咧嘴，不让翻译给洋医生听。

医生留下药走了。后来医生发现老太太病情毫无好转，觉得十分奇怪，就叫把用过的药膏盒子拿来看看。父亲亲自把药盒都拿来了，一看原来一律原封未动。叔叔们又不禁摇头叹息一番。

原来，载沣和许多保守的中国人一样，对外科手术避之唯恐不及。之所以如此，一方面是由于开刀一直以来都是不少人的禁忌观念；另一方面，手术由老外执刀，部位还在女人的胸部，这还了得？不但手术无法接受，连敷药都得搪塞！

那么，乳疮到底是什么呢？

我们还是先研究下溥仪的祖母到底是谁吧。

溥仪的曾祖父是道光皇帝，祖父是道光帝第七子醇亲王奕譞，奕譞的正妻（嫡福晋）便是慈禧太后的胞妹！她生育了光绪帝。难道溥仪的奶奶就是她？

完全错误！奕譞的嫡福晋早在1896年就去世了，而且她的儿子中只有光绪一人活到成年，其余全部夭折！她死时，载沣不过13岁，显然与溥仪文中的记载不吻合。其实，奕譞还有几位庶“王妃”——侧福晋。第一侧福晋颜扎氏死于1881年，那时载沣尚未出生；第二侧福晋刘佳氏，是亲王载沣及贝勒载洵、载涛三人的生母，也是溥仪的亲祖母，1925年去世；还有一位第三侧福晋李佳氏，1928年病故。从宗法上说，溥仪管这些人都叫祖母，慈禧的妹妹更是他的嫡祖母，但从血缘和在世时间上，只有刘佳氏才是溥仪家里最重要的大家长。

溥仪文中提到的那位祖母，极有可能指的是刘佳氏。所谓乳疮，字面理解，这是一种乳腺的感染性疾病，起因是局部组织感染化脓，导致形成痈疮，这在今天是不复杂的小病，只要切开排脓，加用抗生素控制感染，病人痊愈不算难事。就算在当时，还没发明抗生素，光是切开引出脓液，加以适当护理、换药，伤口愈合也应该指日可待，一般情况下不会危及生命。

然而，由于载沣的偏见和无知（更深层次的原因在于国人对西方文明的恐惧、疑虑），这样普通的疾病既没有切开排脓，甚至连西法外敷都被束之高阁，溥仪奶奶的病情估计会一步步地恶化。载洵、载涛两位叔叔尽管对西方文化的接受程度比哥哥载沣高，但既然哥哥不同意，他们也爱莫能助。

当时，代表西方先进医疗技术的协和医院（成立于1921年）在北平已小有名气。梁启超先生患有肾病，也选择在1926年入院手术，据说目的之一也是为了唤起国人对现代医学的尊崇。

可惜的是，载沣对西医依旧保持距离。溥仪祖母于1925年去世，很可能与这次患病有关。

问题又来了，一个养尊处优的前朝（当时清朝已灭亡，但溥仪家族依旧享受民国的优厚待遇）贵族妇女，怎么会得这种病？

乳腺的感染性疾病多见于哺乳期的妇女，因为婴幼儿会不慎咬伤妇女胸部，抑或妇女乳汁积蓄过多、堵塞乳腺导管，从而成为细菌生长的温床。这一切常跟保健卫生不足有关。但是，这样的疾病较少发生在老年妇女身上。

其实，溥仪的祖母患有“乳疮”，也不排除是乳腺癌的可能，因为这时候的乳腺的确看似长了包块，严重者已经溃烂化脓。如果到了这种地步，通常已经发展到晚期扩散的阶段，现代医学都很难挽救患者，更不要说当时了！

乳腺癌发生在乳腺导管衬细胞（上皮，85%）或乳腺腺体组织的小叶（15%）里。最开始时，癌细胞生长局限在导管或小叶里（原位癌），通常不会出现症状，此阶段的扩散（转移）可能性极小，但患者很少能注意到自己的乳腺患病。对于旧时代的女性而言，这个部位的疾病还是难言之隐，因此错过早期诊治是很常见的。

随着时间的推移，这些原位癌细胞可能会逐渐发展并侵袭周围的乳腺组织（侵袭性乳腺癌），然后扩散到附近的淋巴结（特定区域性转移）或体内的其他器官（远处转移）。这时候，患者很可能已发现乳腺有肿块，但大多太迟了。如果一个女人死于乳腺癌，那常常是因为出现了广泛的转移，比如转移到肺部，这可能直接导致人呼吸衰竭而死。

乳腺癌不是一种传染病。与人乳头瘤病毒传染和宫颈癌等与感染有关的癌症不同，目前医学认为，没有已知的病毒和细菌感染与乳腺癌形成有关。一些因素会增加患乳腺癌的风险，包括年龄增长、肥胖、长期使用酒精、乳腺癌家族史、辐射暴露史、生殖史、过量使用烟草等。

据史料披露，慈禧和醇亲王奕譞都是水烟爱好者，不难想象，侧福晋刘佳氏本人也可能常抽水烟，而从传世的照片看，她长得颇为圆润，身材偏胖，这样的体型本身也是乳腺癌的高危因素。

腹胀而死的端康太妃

公元 1924 年，大清灭亡已经整整 12 个年头了。在这 12 年间，依然有很多遗老遗少仇恨民国的一切，或多或少地追怀着前朝的美好日子，有的甚至不遗余力地参与复辟。

当时在紫禁城内的永和宫，住着一位 50 岁出头的老太太。尽管现在 50 岁的女性朋友还不显老，但那时候，中国人的平均寿命不长，且保健和营养不足，更有罹患慢性疾病的可能，50 岁的女性已步入暮年。她就是端康太妃，即光绪帝生前的瑾妃。几年前，她刚刚因为小溥仪学穿西装一事而大闹一番，直接把溥仪的生母气得自杀而亡。

这一年，端康太妃的母亲过七十大寿，太妃率众兴高采烈地大肆庆祝，不久又迎来了中秋节，太妃又与逊清[①]醇亲王载沣、末代皇帝溥仪一家举行宴会。然而，乐极生悲，在宴会结束后五天，太妃就患“胀症”死去了，享年 51 岁。

端康太妃还叫瑾妃的时候，人们更多关注的是她妹妹珍妃。

---

① 即逊清小朝廷，是指 1912 年 2 月 12 日，清廷宣布退位后，清逊帝溥仪在内廷依然保持着的一个清王朝残留下来的微型小朝廷，使当时的京城既有在紫禁城内廷的清朝小皇帝，又有在中南海的中华民国大总统。1924 年冯玉祥发动北京政变，将小朝廷逐出了紫禁城。——编者注

相传珍妃美貌温柔，深得光绪宠爱。珍妃长什么样？遗憾的是，她没有确证的照片存世，目前书刊、网络上的所谓珍妃遗照，其实并无直接指向珍妃本人的证据，只不过约定俗成、将错就错，人们就当它是而已。不过，瑾妃却有大量照片存世，不管是慈禧时代，还是民国时代。

从照片上看，年轻时的端康太妃就略显肥胖，个子也不高，五官还算端正。那时候的选秀，其实选的不是容颜，而是家庭背景。她得不到光绪的宠爱肯定有原因。中老年之后，端康的脖子明显增粗，眼袋浮肿，并开始有耷拉的趋势，整个人的状态愈加臃肿。

有人说，端康死于肝病或甲状腺功能亢进（简称甲亢），最直观的证据是“胀症”的记载和脖子粗大异常的影像。不过，只要你翻开清朝档案就会惊讶地发现，端康尽管相貌不如妹妹，但珍妃当年罹患的疾病，她也得过，显然她们共享了同一类病的遗传体质倾向，而端康的疾患和最终结局，其实可以从妹妹的病案中找到蛛丝马迹！

说起珍妃，大家首先想到的是她得罪过慈禧，传说被暴打过，最后被扔在井里淹死。其实，传说没有确凿证据，都是捕风捉影。珍妃被慈禧讨厌、虐待是真，但说慈禧直接施以肉刑则太夸张。

《珍妃进药零用药味底簿》载：“（光绪二十年）十月二十八日，御医张仲元请得珍妃脉息，六脉沉伏不见，系道挽结，痰热壅遏，感肝风之症，所以抽搐气闭，牙关紧急，周身筋脉颤动刻间。暂用琥珀抱龙丸一丸，姜汁化服，用调肝顺气化痰汤调理。”

早在同年五月十二日，珍妃就曾“神昏不语，牙关紧急，四肢抽搐，胸堵痰涎，身肢发热。”前文提到的琥珀抱龙丸和调肝顺气化痰汤，五月就曾用过。“抽搐气闭，牙关紧急”八个字被后人断章取义，说珍妃被去衣鞭笞，打成这样，实在可笑！但这一年的屡屡发作，几乎让珍妃丧命。

奇怪的是，妹妹抽搐昏迷、不省人事，姐姐瑾妃的档案也有类似的记载，只不过发作没那么频繁。这看起来很像现代医学所描述的“癫痫”（俗称羊角风）。

此外，姐妹二人又都患有“风湿痹症”（中医的风湿症概念比西医的风湿病要宽泛许多），从症状上分析，大致类似于现在的风湿性或类风湿性关节炎——关节疼痛，或合并红肿。

第三个相似点是，这姐妹二人都没有怀上光绪帝的后代，甚至没有妊娠记录，瑾妃不行尚且可能由于她相貌平庸、不受宠，珍妃也如此就令人费解，除非皇帝自己本身有难言之隐。

是什么疾病让这一系列的悲剧串联在一起的呢？珍妃已经在1900年八国联军攻入北京时死去，无法看到自然病情的进展，瑾妃则多活了24年。有记载显示，民国八年（1919年）时，她已经形成了“胀症”。这所谓的胀症，大体的意思是腹胀不适，可能是肝病、腹水压迫，也有可能是肠子运动不正常。

到底是什么病？线索又回到瑾妃那难看的大脖子上。有人说，大脖子病不就是甲状腺功能减退症吗？有人却说，那是甲亢！

其实，病人的甲状腺异常肿大既有可能是甲亢，也有可能是甲减。就甲减而言，甲状腺肿大可能由多种病因所致，即机体对甲状腺激素需求增加，或者甲状腺激素生成障碍，人体处于相对或绝对的甲状腺激素不足状态，血清促甲状腺激素分泌增加，长年累月诱发甲状腺增生肥大。

甲减并非只有缺碘一个病因。我想起甲状腺炎，这是由多种原因导致的累及甲状腺的疾病。甲状腺功能可正常，可亢进，可减退，有时在病程中三种功能状态均可发生，部分患者最终发展为永久性甲减。其中，自身免疫性甲状腺炎最为常见，又可分为桥本甲状腺炎（即慢性淋巴细胞性甲状腺炎）、萎缩性甲状腺炎等。就桥本甲状腺炎来说，其高发年龄在 30 ~ 50 岁，女性发病率是男性的 15 ~ 20 倍。它起病缓慢，初期时常无特殊感觉，少数患者早期可伴有短暂的甲亢表现，多数病例发现时已出现甲状腺功能低下。患者常有怕冷、水肿、乏力、皮肤干燥、腹胀、便秘、月经不调、性欲减退等表现。甲亢和甲减症状交替在此病中完全可能出现，而这种自身免疫性疾病，合并关节痛（古人理解为风湿）和不孕也完全可能！

那么，这些跟姐妹的类似癫痫发作有关吗？如果她们真的患有癫痫，在缺乏现代医疗手段的情况下，瑾妃只会频繁再发，为何年长后却不见记载了？我大胆推测，那根本不是癫痫，而是严重的低血糖状态导致的抽搐和神志丧失，病因只要精心调养，是可以纠正的，尽管古人不知道血液里有葡萄糖。为何她们会出现严重低血糖呢？也许就是因为当时出现过甲亢，能量消耗过大导致的。所以，御医们用现代人眼中缺乏科学性的老办法也能把“癫痫”治好。

也就是说，姐妹俩患桥本甲状腺炎的可能性是存在的。不同的是，瑾妃活到年逾半百，病程有可能充分展现，先甲亢后甲减。而甲减又会使肠子蠕动过慢，粪石形成，最终引发肠梗阻。若治疗不当，可能危及生命。当然，上述分析都是我的推测。

巧合的是，端康太妃去世后半个月，清朝逊帝溥仪就被冯玉祥赶出了紫禁城，连北京都待不住了，只能搬去天津居住，一个时代彻底落幕。

遥想 12 年前他还是幼童时，对退位和清朝灭亡毫无感觉，如今他已成年，遭此剧变，心头对民国滋生了怎样的情感，可想而知，这也为他日后投靠日本人埋下伏笔。

拔牙而死的一代名臣

关于三国时期的历史故事，人们大多耳熟能详，不过，三国之后的两晋、五胡十六国、南北朝时期，尽管依旧波澜壮阔、英雄辈出，可惜缺了一部像《三国演义》这样脍炙人口的巨著，了解的人就比较少了。

话说曹魏和西晋先后灭掉蜀汉和孙吴后，中国迎来了短暂的统一。可惜司马氏的西晋享国日短，不久就因为内战和少数民族的进攻，很快土崩瓦解。权贵衣冠南渡，建立东晋，算是还保有半壁江山。

东晋皇室是在世家大族（比如王导家族）的支持下才勉强得以继续执政（史称“王与马，共天下”），所以天生就是一个弱势政府，处处受制于权臣，而帝国的残山剩水不足以恢复中原，却足够酝酿一波又一波的争斗和叛乱。

就是这样一个乱世，出了一位大名士，其才不亚于管仲和诸葛亮，此人便是温峤。

温峤，字泰真，太原祁县（今山西祁县）人，17 岁出仕，初为司隶都官从事，后举秀才，辟东阁祭酒，补上党潞令。建武（最早是汉武帝刘秀的年号，东晋时复用）元年（317 年），他奉命南下向晋元帝劝进。元帝即位后，他任长史、太子中庶子。后来，他官至中书令，参与机要，参加平定王敦之乱和苏峻之乱，居功至伟，实为国之栋梁。

温峤足智多谋。他曾在王敦手下做事，其时王敦野心勃勃，不过尚未公开谋反。刚好丹阳尹[①]一职空缺，温峤便对王敦说："丹阳是京师咽喉，最好由明公选良才担任。"王敦便开始征询人选。其实，奸臣钱凤正是王敦的左膀右臂。温峤明知王敦离不开钱凤，却故意说："我认为没有比钱凤更合适的了。"钱凤当然不肯离开，马上反过来推荐温峤。这正中温峤的下怀，于是他借机离开王敦，替朝廷效力。

温峤预料自己一走，钱凤就会进谗言，又心生一计，在王敦为他举行的饯别宴会上，起身行酒，到了钱凤面前时，假装耍酒疯，用手板将钱凤的帽子击落于地，还辱骂对方，弄得钱凤十分狼狈。第二天，温峤出发前，与王敦话别，摆出一副依依不舍的样子，涕泗横流，伤心欲绝。他前脚一走，钱凤就对王敦说他的坏话。王敦不满地说："温峤昨天喝醉了酒，稍微得罪了你，你现在怎能这样说话，未免太小气了！"钱凤无言以对。温峤终于机智而巧妙地脱离了虎口。当王敦真的举兵造反时，温峤早已严阵以待。

温峤自己在地方官任上也能勤政爱民，深得百姓爱戴。公元329年4月，温峤病倒在江州牧的任期内。"江州士庶闻之，

---

① 东晋及南朝时期，五朝皆定都于建康（今江苏南京），建康隶于原丹阳郡，而丹阳尹作为京畿地区的核心官员，其角色至关重要，主要职责包括掌控军事、民政管理、人员选拔和司法诉讼，同时也参与国家政务决策。——编者注

莫不相顾而泣。”他才42岁，属英年早逝。

不过，温峤之死一直笼罩在一片扑朔迷离之中。《晋书》云：“（温峤）旋于武昌，至牛渚矶，水深不可测，世云其下多怪物，峤遂毁犀角而照之。须臾，见水族覆火，奇形异状，或乘马车着赤衣者。峤其夜梦人谓己曰：‘与君幽明道别，何意相照也？’意甚恶之。峤先有齿疾，至是拔之，因中风，至镇未旬而卒，时年四十二。”

温峤也许一直有牙痛，这一点都不奇怪。古代卫生条件差，古人牙齿保养也更差，蛀牙、牙周炎、牙周病、脱齿等现象很常见，像晚唐的文学家韩愈等名流，经常哀叹三十几岁牙齿就掉光了。温峤牙痛发作，估计难以忍受，于是强行拔除，以逞一时之快。至于怎么拔掉的，史书没有记载，那时候也没专门的牙医，估计是他找手下用原始工具忍痛把病齿钳掉的。

这可能是一幕很血腥的片段。病人痛得死去活来，患处定然也是血流如注。史书把这一段和后来的病故联系在一起，明显是在提示读者，拔牙后导致了并发症，最终要了一代名臣的性命。

其实，拔牙在今天看来似乎是小手术、小操作，但其实也不是完全没有风险的。在卫生条件不佳的小诊所，你还不敢接受这样的小手术呢。毕竟，这是一个有创伤的过程，而口腔内布满各式各样的细菌，口腔附近更有丰富的血管，出血是难以避免的，甚至会出现大出血。在古代缺乏医疗工具和解剖学知识的前提下，那些平素与人类和平共处的细菌，在进入血液系统之后，却成为诱发感染的重要源头，轻则口腔、牙龈发炎、红肿、积脓，重则会出现全身菌血症、败血症，进而发展到感染性休克。古代没有抗生素，遇到这种情况，患者几乎必死无疑。哪怕是一百多年前的第一次世界大战，那时候也没有抗生素，士兵因伤口感染致死的数量不亚于战斗中直接阵亡的人数。

还有一种情况，就是有些金黄色葡萄球菌或草绿色链球菌，特别喜欢从牙齿的伤口处入侵人体，之后定植在人的心脏瓣膜上，导致瓣膜破坏，进而构成感染性心内膜炎，这绝对是一种慢性折磨。可见，有效的消毒杀菌在术前是多么重要，可惜这些步骤在一千多年前是根本不存在的。

温峤拔牙后，还诱发了"中风"，这看起来有些匪夷所思。不知道《晋书》的作者是怎样定义中风的，也不知道他们是凭道听途说，还是靠个人臆断猜测温峤的死因。按照现代人的理解，中风多指脑血管的意外，拔牙会与之有关吗？

前面说过的感染性心内膜炎，其病变瓣膜就有机会让细菌侵袭定植，上面形成含有细菌团的菌栓，这些东西如果脱落，还真有可能经颈动脉入脑，堵塞脑血管，形成缺血性脑卒中（脑栓塞）。如果掉落到其他器官，就会引起相应的器官脓肿。

温峤在病发前曾有过一段奇遇。他用犀牛角点火，去照牛渚矶的水底，好奇地看看里面究竟有没有传说中的鬼怪。结果，他真的看见了乘马车、穿红衣服的怪人。当晚，怪人托梦狠狠地责备他："你我阴阳相隔，你为什么拿火烧我？！"不久，温峤便病故了。晋书作者突出这段话，似乎在强调某种因果报应，但属实荒诞，未必可信。

作为医生，我更相信温峤应该是长时间身体不适，致使自己产生来日无多的忧虑。由此日有所思，夜有所梦。毕竟在古代，牙病不是个小事，今天看来不是危重的疾病，在古代就是杀人魔王。想当初，诸葛亮病逝五丈原，也许不是单纯地操劳成疾，说不定只是得了某种在今人看来不过如此的小病而已。

当满腹才华遭遇一副丑脸

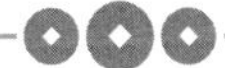

新冠疫情防控期间，许多人想起了澳门在传染病防治方面的历史。明朝隆庆二年（1568 年），葡萄牙耶稣会士 D. 贝尔肖尔·贾尼路（D. Belchior Carneiro）来到澳门，创立了圣拉扎禄麻风病院（今疯堂斜巷望德圣母堂侧），这是中国第一家麻风病院，也是中国首家传染病医院，在中国医疗史上意义非凡。1885 年，麻风病院迁往路环岛的九澳村，此后一个世纪，该处成为患者聚居的“麻风村”，后改名圣母村，收治本地及华南地区的麻风病患者。这些被麻风折磨的患者，肢体残疾、畸形，容貌受损，常受外界歧视，在这个孤村中接受治疗，孤独地生活，甚至终老。

麻风病在中国历史上并不少见，尤其在古代，因为卫生条件差，人们普遍缺乏防疫知识，而贫民的居住环境恶劣，更易得病。麻风病的名称虽有演变，但不难从古代典籍中发现这种疾病的痕迹。

相传，东汉末期著名文学家王粲便是麻风病患者。

王粲，字仲宣，山阳郡高平县（今属山东）人，擅长辞赋，建安七子之一，被誉为“七子之冠冕”。据皇甫谧《针灸甲乙经·序》记载，王粲 20 岁的时候，曾遇“医圣”张仲景。阅人无数的张仲景看到大才子王粲后，端详一番后竟大吃一惊，直言不讳地说："君有病，四十当眉落，眉落半年而死。"如此神奇的推测，或许过于唐突，也没有深入的机理解释，令不懂医学的王粲自然感到莫名其妙，进而觉得非常气愤。张仲景还推荐王粲服用五石汤，或能治病，并赠予他一副药剂。王粲以往遇到的士人，大多听的是对方的溢美之词，不料此番说辞居然如此"危言耸听"，委实不痛快，于是收到赠药后也置之不理。

三天后，张仲景再次见到王粲，关切地问："你服用我的汤药了吗？"王粲搪塞地说已经遵从医嘱。不过，善于察言观色的张仲景一下子就看出了破绽，他盯着王粲的肤色和脸容，苦思良久，摇头道："你骗我，你已身患重病，却还如此轻视生命！"王粲过后依旧置若罔闻，可能跟见过扁鹊之后的蔡桓公相似，觉得"医之好治不病以为功"。悲哀的是，他"后二十年果眉落，后一百八十七日而死。"这个下场，完全应验了张仲景的预言了。

麻风病常常有比较典型的体貌特征，有经验的医生诊断起来并不困难，并不需要现代医疗烦琐的检测手段。

这种病是由麻风杆菌引起的慢性传染病，主要经呼吸道飞沫传染或通过皮肤接触传染。麻风杆菌还是结核杆菌的"亲戚"，患者感染初期不会出现症状，潜伏期可达 5 ~ 20 年。该病患者会在神经系统、呼吸道、皮肤与眼部出现肉芽肿，导致患处失去痛觉感知，而局部受侵蚀的部位也会出现严重的变形。

有一种瘤型麻风病，很是恐怖。麻风杆菌在这类患者身上弥漫性地浸润且向深层发展，导致病人体表皮肤的绝大部分受损，面部呈现弥漫增厚，额、颞部皮纹加深，鼻、唇肥厚，耳垂肥大，容貌尽毁，四肢和躯干也有明显的感觉障碍与闭汗，可导致严重的残疾。这类患者在病症初期时眉毛呈外侧对称性稀疏，随着病程的进展，眉毛、睫毛全部脱落，头发等体毛也会逐渐脱落。

中国古代医学典籍《黄帝内经·素问》就记载："骨节重，须眉堕，名曰大风。"这里所说的"大风"，能使骨关节变形，毛发脱落，应该就是指麻风病。

王粲年轻时的体貌特征肯定有值得医生关注的地方，否则，张仲景也不至于当面劝他服药。按《三国志·列传二十一》里王粲的传记说法，他"年十七，司徒辟，诏除黄门侍郎，以西京扰乱，皆不就。乃之荆州依刘表。表以粲貌寝而体弱通侻，不甚重也。"刘表觉得王粲长得相貌丑陋（貌寝），体质羸弱而又为人轻率，因此明知他文学造诣深厚，却一直不予重用。

东汉、魏晋时期，士人的容貌对仕途的发展影响极大。刘表本人就是一个既魁伟又英俊的贵族，而长相难看的王粲自然入不了他的眼。传说刘表听闻王粲的如椽大笔后，便打算让小女儿许配给他，但看到王粲的尊容后实在大倒胃口，马上收回了他的豪言壮语。

在荆州牧刘表面前，王粲是一个卑微的"丑小鸭"；而在一代医圣张仲景眼里，王粲只是一个可怜的麻风病患者。也许，早期的麻风病症状已悄悄爬到王粲的脸上，让敏感的医生一眼锁定，可惜患者本人却不以为意。皮肤出现局部的异样，毛发有脱落的趋势，估计正是病症恶化的征兆。

麻风病怎么治疗？跟肺痨（肺结核）一样，在现代医学问世之前，几乎没有根治的办法。随着人类对细菌等微生物的认识加深，专门杀灭细菌、治疗结核和麻风的抗生素问世，严重的细菌感染者、结核病患者、麻风病患者终于看到了生存的曙光。

目前，治疗麻风病采用多重药物合并疗法，选用氨苯砜、利福平、苯丙砜和丙硫异烟胺等。这些药物与治疗结核病的药物多有相似。而当初张仲景建议王粲服用的，则是“五石汤”，一说以“丹砂、雄黄、白礜、曾青、磁石”为配方，语出自《抱朴子·金丹》。而考古出土的医简木牍也记载了一个著名的“恶病大风方”药方，由雄黄、丹砂、矾石、磁石、玄石、硝石等组成，其年代更为久远，二者颇为相似。问题是，这种含有矿物质的药方，到底能发挥多大功效？

王粲虽然在刘表处得不到重用，但很快，曹操大军席卷荆州，刘表忧病而死，而曹孟德就没有像刘表那样以貌取人。王粲遂归附曹操，深得曹氏父子信赖，赐爵关内侯。建安二十二年（217 年），王粲随曹操南征孙权，于北归途中病逝，年仅 40 岁。

时人都知道王粲生前喜欢听驴叫，所以在他的“追悼会”上，其好友——未来的曹魏皇帝曹丕倡议：“王好驴鸣，可各作一声以送之。”（《世说新语》）于是，前来吊唁的客人都各自学着驴子叫了一声，以示哀悼。这样特殊的告别仪式，恐怕古往今来是独一无二的。

王粲是不幸的，也是幸运的，至少他没有因为麻风病而受到终身歧视。要知道，在漫长的古代，民智未开，科技也不够昌明，包括中国在内，许多蒙昧的国家和地区都将麻风病患者视若妖孽异类，病人往往受到残酷对待，被遗弃在荒野中任其自生自灭，有的甚至被活活烧死。

第5章

天堂与地狱，历史转折还是致命一击

吕后死于狂犬病吗

吕后大概是中国历史上第一个被史书大书特书的皇后及皇太后。关于她的生平，爱好历史的朋友早已烂熟于心。吕后在汉高祖刘邦的政治生涯中发挥了重要的作用，可以说，为了帮助刘邦赢得反秦战争和楚汉争霸的胜利，并且为了铲除异己、坐稳江山，吕后作为一介女子，贡献巨大！

不过，吕后的嫉妒心极强，手段极其残忍，甚至对儿子也刻薄得很。在刘邦去世后，吕后为了家族的利益，重用本家人士，甚至不惜掀起了外戚集团和功臣集团的激烈对抗，使大汉江山一度岌岌可危。

由此，吕后的历史评价便出现了许多阴暗面。关于吕后之死，历史记载比较简略。《史记·吕太后本纪》曰："辛巳，高后崩。"《汉书·高后纪》记载："秋七月辛巳，皇太后崩于未央宫。"

不过，作为一位历史风云人物，她的去世又怎么可能风平浪静呢？且不说她去世后功臣集团和刘氏宗族联手剿灭试图继续掌权的吕氏家族，就是吕后本人的逝世也夹杂着不少诡异的记载，以至于后世一直有传言，称吕后死于被狗咬伤。这种死因，要么是得了狂犬病，要么就是被狗咬后严重的创面感染导致伤重不治。

事实果真如此吗？有历史根据吗？还真有点蛛丝马迹！

《史记》在描述吕后病重前确实加插了一段：“三月中，吕后祓，还过轵道，见物如苍犬，据高后掖，忽弗复见。卜之，云赵王如意为祟。高后遂病掖伤。”四个月后，吕后病故。

《汉书·五行志》显然照搬了绝大部分内容：“高后八年（公元前 180 年）三月，祓霸上，还过枳道，见物如苍狗橶高后掖，忽而不见。卜之，赵王如意为祟，遂病掖伤而崩。先是，高后鸩杀如意，支断其母戚夫人手足，搉其眼以为人彘。”吕后残忍地将情敌戚夫人削为人彘，并毒杀戚夫人之子刘如意。如此恶行，即使千百年后听来，仍觉不寒而栗，人们认为吕后的下场都是报应。

而东汉王充在《论衡》中说：“苍犬噬吕后，吕后且死，妖象犬形也。”这似乎就是吕后死于狗咬的传说的来龙去脉。

其实，从司马迁的《史记》的原始记载看，吕后并没有被狗直接咬伤。只不过，后世之人对吕后深恶痛绝，转载时自然添油加醋，因此把如此不堪的记录牵强附会地放在吕后身上而已。

狂犬病是怎么回事？狂犬病是由狂犬病病毒引起的传染病，人类当然会因被狂犬咬伤而感染，但狂犬病毒并不仅仅在狂犬体内，不发狂的犬类，乃至其他感染这种病的动物，如猫、狼、狐狸、蝙蝠等也可传播。其特征性症状是恐水现象，即饮水时患者会出现吞咽肌痉挛，不能将水咽下，随后患者极口渴却不敢饮水，故又名恐水症。

狂犬病毒主要存在于感染动物的唾液和脑组织中，病死率极高，一旦发病几乎必死。在症状出现后的一两周内，患者往往在痉挛后出现继发性呼吸衰竭和心力衰竭，继而昏迷，最终死亡。但被狂犬咬伤后，若能及时进行预防性注射疫苗，则几乎均可避免发病。可惜，古代是不可能有这种疗法的。直到十九世纪，人们对病毒的了解加深后，预防发病的疗法才慢慢被发明出来。

《史记》和《汉书》没有明确说吕后是被狗咬的，“据”“檵”都不是直接啃咬的意思，反而可以理解成“窜过去”这样短暂停留之意。何况，作为一个国家最尊贵的人，守卫重重，出门被狗咬实在不大可信，这狗如何闯进戒备森严的皇宫，本身就是个谜团。

这种遇到动物或猛兽的“灵异”记载，其实早已有之；至于可信与否，读史之人自有判断。

但是被惊扰的对象，往往是被史书编撰者认为有愧于心或心中有鬼。心理学一般会把灵异故事以认知心理学来解释，即用幻觉、妄想和错觉等解释灵异事件。吕后权倾朝野，作风狠辣，杀人无数，因此记录者认为，她应该对自己的所为感到焦虑，怕那些被她所害之人化为冤魂，才会想起刘如意、戚夫人，才会占卜。血债累累形成的巨大压力，令其产生了幻觉。

这种反应不是孤例，《左传》就记载过类似的事件。

话说齐桓公的哥哥齐襄公和自己的妹妹乱伦。为了一劳永逸地和妹妹长相厮守，丧心病狂的齐襄公派出了杀手——彭生，弄死了自己的妹夫。不过，他的妹夫不是普通人，而是一国之君——鲁桓公！为了平息鲁国的愤怒、毁灭证据，齐襄公卸磨杀驴，又诛杀了彭生，自以为从此可以高枕无忧了。

这年冬天，在齐襄公游玩的路上，突然，一头野猪在丛林中疾驰而出，旁边的人却说那是公子彭生。齐襄公听罢大怒，拉满弓弦，准备射杀野猪。千钧一发之际，骇人的一幕出现了：那野猪像人一样站了起来，发出巨大的嚎叫声，好像在喊："我死得好惨啊！"这下齐襄公被吓个半死，一下便从奔驰的马车上掉了下来，脚也崴了，鞋也不知去向了。回到宫后，他整天疑神疑鬼，对手下人动不动就鞭笞发泄。下人不堪忍受，于是和宗室贵族密谋，杀死了齐襄公。

回到吕后遇袭，合理的解释是，这极有可能是她脑袋里出现的幻觉。而她之所以出现被苍狗袭击的幻觉，跟她过往行径密不可分，也就是她曾经残酷地杀死了戚夫人母子等人，所以，在术士给她占卜时，"赵王如意为祟"这样的话才会流传开来，甚至可能就是她自己说的，她认为这是赵王刘如意的冤魂给她下的诅咒。

吕后一生大起大落、心狠手辣，若说她没有压力是不可能的。在她的晚年，这些压力给她造成了巨大的心理负担，有可能让她不得不出宫祷告，祈求上天庇护，哪知这一切都没什么用，反而在回来的途中出现了幻觉，以为自己被苍狗咬了。此次出行回来后几个月，她就病重去世了。

此外，我们还注意到一点，那就是吕后身体患病的地方似乎总离不开腋下。这个地方会有什么疾病，会致死吗？

虽然吕后的出生年月不详，不过她当时已经五六十岁了，不要说古代，就算现代也不算年轻了，腋下出现问题，最需要考虑的应是乳腺癌转移，这也是一种合理的猜测。

恭亲王得的是肺病还是心脏病

在近些年的清宫影视作品中，恭亲王奕䜣的出镜率极高，而且一般都会选用相貌英俊的演员来扮演他。其实早在 1983 年的经典电影《火烧圆明园》中，年轻的张铁林就扮演过一回恭亲王，那时跟他演对手戏的都是著名演员，比如饰演咸丰皇帝的是香港演员梁家辉，饰演慈禧太后的是刘晓庆。

恭亲王为什么那么“受欢迎”？

首先，他是道光皇帝的第六子，长期以来，民间就流传着他跟四哥奕詝争皇位的故事，真真假假，莫衷一是。最终，兄弟之间产生摩擦，恭亲王最终被称帝的兄长冷落。曲曲折折的皇位之争自然是一场好戏。

其次，恭亲王经历的时代正是晚清风云变幻的大变革时期：太平天国起义、第二次鸦片战争、咸丰驾崩、辛酉政变、两宫垂帘听政、同治驾崩、中法战争、甲申易枢、洋务运动等，每一件都是军国大事，而恭亲王都被裹进历史的旋涡，甚至他的复出都跟战争（甲午战争）有关，不管是戏说还是正剧，这样的遭遇都是绝好的题材。

再次，恭亲王是当时公认的有才干、有魄力、有眼光的皇室成员，在暮气沉沉的清廷中像一股清流，如一束阳光，他的出现无疑最能吸引观众和读者的目光。

最后，恭亲王跟兄嫂慈禧的关系十分微妙，早期二人互相利用；不久，恭亲王就暴露出刚愎自用、锋芒毕露的毛病，导致两人矛盾激化；终于，恭亲王被这位贵为皇太后的嫂子一撸到底，从位极人臣沦为闲散宗室。这种复杂的家庭关系又糅合了政治阴谋，十分适合导演和编剧借题发挥，迎合现在某些观众的口味。

从存世的照片来看，恭亲王很喜欢拍照，这说明他是一个对生活很讲究的人，也说明他对新事物的接受程度非常高。尽管他相貌平平，却有一股独特的气质和魅力，从黑白照片里透过时空的折射传达给当代人。

然而，他眉宇间透露出的某种难以言表的忧郁，是对时局的忧虑，对皇朝大厦将倾的失落，还是对个人前程的惶恐和忐忑？或许，还有对自身健康和寿命的焦虑吧？

1884年，慈禧借故革去恭亲王的所有职务，令其归家养病。

于是，恭亲王在慈禧长达10年的严酷打压下，被磨去了政治锐气，几乎遁入空门；而且岁数越大，身体也毛病越多，尽管在甲午战争之后被重新启用，年逾花甲任领班军机大臣和领班总理衙门大臣，但早已心力交瘁的他，根本无法挽回大清的颓势，他在声名显赫的位置上碌碌无为，只是默默地等候死神的降临。

1898年春天，恭亲王病重。《清宫医案》记载：“四月初十日丑刻，庄守和、张仲元、姚宝生诊得恭亲王脉息左寸关数而无力，尺部虚大，右三部软而无根……汗出不止，喘息抬肩，痰热上壅，精神不固，证势重险，谨防虚脱，今用保肺固脱之法竭力调治。”太医们用“人参三钱、麦冬三钱、老米五钱，水煎浓汁，频频饮之。”

《清宫医案》是由中国中医研究院与中国第一历史档案馆的专家历经数年完成的一本对我国现存的清代宫廷医药档案进行系统性整理研究的巨著，里面所收集的都是清宫第一手医疗病案的资料。

其实，早在当年二月间，恭亲王已“痰喘频作”；熬到闰三月，已气息奄奄，慈禧太后和光绪皇帝前往探视时，他仍“殷殷以国事为忧”，表现出一个老政治家应有的敏感，可惜已回天乏术。四月初十，恭亲王撒手人寰，享年 65 岁。

从恭亲王发病的大致过程看，突出表现的似乎是“痰”和“喘”，莫非是慢性阻塞性肺病急性加重或单纯肺炎？冬春时节，中老年慢性支气管炎经常多发，反复迁延，时好时坏，可能会逐步演变成阻塞性肺病，就是肺泡的弹性变差，无力排出痰液等分泌物，影响换气功能，也容易在这个病理基础上形成肺炎。长此以往，病人大多处在相对缺氧的状态下，如果缺乏有效治疗，生存质量和寿命都会受到很大的影响。

现代人因为抽烟者较多，支气管经常受到破坏，也就难免出现慢性支气管炎。总体而言，北方的发病率明显高于南方，这不排除严寒气候和环境污染等对这种病起了推波助澜的作用。

恭亲王这些皇亲国戚虽然没机会抽香烟，但普遍喜欢抽水烟，有的人甚至沉溺于鸦片，加上生活在寒冷的北方，年老体衰时患上慢性支气管炎、慢性阻塞性肺病也在情理之中。

不过，慢性肺病也未必能解释清楚恭亲王的死因。他逝世前，太医切脉“数而无力”，也就是说心率很快，而且搏动很弱，再加上喘息不已（也许是气促不止）、大汗淋漓，这不排除由肺病诱发了心脏病，即急性心力衰竭。毕竟，心肺相连，终末期的肺病患者大多会合并这种情况，何况肺部感染、缺氧这些问题本身就是心力衰竭的重要诱因。

另一方面，恭亲王已年逾花甲，在当时的医疗和保健水平下已属高龄人士，有没有常年罹患高血压、糖尿病亦未可知，这些慢性病最终都会对心脏血管和肌肉造成破坏，而老年人的心脏瓣膜也有退化而导致反流或狭窄的可能，所以，恭亲王的心脏健康程度大概率是不佳的，在这种状态下，单纯的心力衰竭就足以致命。就当时的用药情况来看，人参、麦冬之类的中药几乎都不能对心力衰竭和呼吸衰竭产生立竿见影的疗效。

中医的治疗方法通常是煎药喝，恭亲王到了生命晚期还被医生频频灌入药剂，这种操作方式其实暗藏很大的隐患，毕竟，垂死的患者又怎能顺利咽下药汤？这些药汤如此费力地进入蠕动力匮乏的肠胃，还能有多少药效能被吸收？起效又得耗费多长时间？此外，患者已经神志模糊了，还这样被灌药汤，很可能会造成吸入性肺炎，也就是汤汁不是进入了食管，而是呛进了气管，等于异物进入呼吸道，这样无疑会大大加重肺部的感染，只会将患者更猛、更快地推向死亡的深渊！

恭亲王在四月的京师心有不甘地咽了气，但哀荣备至。他的政敌兼皇嫂慈禧太后做出了不计前嫌的样子，准许了“忠”字谥号，对他进行极其正面的官方评价。在清一代中，单纯一“忠”字的谥号的获得者寥寥无几。

“疽发于背”的大人物

电影《满江红》相信很多朋友都看过，此片大热，票房喜人，更是唤起人们对民族英雄岳飞的追思，甚至文学史上的公案——《满江红》到底是不是岳飞所写，再次成为热议话题。

岳飞的事迹大家耳熟能详。不过，英雄一般都起于行伍，他们的横空出世，往往需要贵人提点，这跟当今的职场规则其实并无二致。岳飞纵然有勇有谋，但如果缺少伯乐，也许就和许多有雄心壮志却默默无闻的人一样，一辈子沉沦下僚，也就没有日后“十二道金牌”“风波亭”什么事了，精忠报国的宋词《满江红》更不会冠以其名而流芳百世。

那么，岳飞的伯乐乃至恩师是谁呢？这个人就是老将军宗泽！

宗泽，婺州义乌人。很少有人意识到，这座如今以精于经商闻名的城市，一千多年前诞生过耿直勇敢、把国家利益视为高于一切的民族英雄。在南北宋交替的历史时期，金军往往令宋人闻之色变，而宗泽以花甲之龄力主抗金勤王，多次在前线大破敌军，宝刀未老，壮心不已！连敌人都直呼他“宗爷爷”。

别看宗爷爷在战场上纵横无敌，其实他原本只是位科举入仕的书生，如果不是金兵南下侵宋，或许宗爷爷会一直做着文职的父母官，安然退休，或许也像包拯一样以文治名垂史册。

靖康元年（1127 年），北宋面对金兵的大举入侵，朝廷任命年逾花甲的宗泽为和议使，前往敌营。宗泽当时就慷慨凛然，视死如归地说："我此行就不准备活着回来了！"

后来，他无惧金兵铁蹄，率孤军奋战，在开德取得连胜十三仗的战绩。宗爷爷以开封为抗金前线，曾用一个月时间整顿防御，在城外修筑了二十多座"连珠寨"护卫城池，还招纳北方的勇士甚至流寇共同抗金。就在这期间，他发现了岳飞的杰出才能。

当时岳飞任秉义郎（从八品）跟随宗泽征战，屡有斩获。据《宋史》记载："泽大奇之，曰，'尔勇智才艺，古良将不能过，然好野战，非万全计。'因授以阵图。"

未来的将星岳飞，就是简单地感激涕零吗？

岳飞面对恩师宗泽的赞许和教导，冷静地回了一句："阵而后战，兵法之常，运用之妙，存乎一心。"宗泽听罢，更是觉得此人见识不同一般，日后定能肩负大任。

除了参与军事指挥，宗泽的另一重大事迹便是力促宋高宗还于旧都开封。在不到一年的时间，他一连呈交二十多封情真意切的《乞回銮疏》。而高宗却在奸臣的怂恿下，一味求和偏安，让他的希望一次次落空。终于，年事已高、心力交瘁、极度失望的宗爷爷病倒在抗金前线。

《宋史》云："（宗泽）每为潜善等所抑，忧愤成疾，疽发于背。诸将入问疾，泽矍然曰：'吾以二帝蒙尘，积愤至此。汝等能歼敌，则我死无恨。'”

而这段记载提到的“诸将”之中，应当就有岳飞。

接着，老英雄含泪反复吟哦杜甫的诗句：“出师未捷身先死，长使英雄泪满襟。”

史载：“翌日，风雨昼晦。泽无一语及家事，但连呼‘过河’者三而薨。”

宗泽由儿子宗颖和部将岳飞扶柩至镇江府，与夫人陈氏合葬于丹徒京岘山麓（位于江苏省镇江市东郊，是京岘山的北麓地带）。

这又是一位“疽发于背”的大人物。

在古代典籍中，许多著名的历史人物皆有“疽发背而死”的记载。一个总的规律是，不是古人多死于此病，而是政治家、将领和文人多死于此病。我们可以揣测，这是一种史家对真实死因的想当然描写和心理暗示。“疽发于背”的记述较早出现在《史记》中，说的是被项羽罢黜的亚父范增。

自此之后，史书每每提到失意人物之死时，就频繁出现这一病因，几乎每个朝代都有，比如孟浩然。能出现在正史中的都是当世俊杰，而郁郁不得志、怀才不遇、骤然颓败等，都是这一疾病的重要前提和诱因，成为后世史书记载的一种常态。

甚至，历史小说《三国演义》（详见《三国演义》第九十七回）都被这个模式直接影响：“魏都督曹休被东吴陆逊大破于石亭，车仗马匹，军资器械，并皆罄尽。休惶恐之甚，气忧成病，到洛阳，疽发背而死。”而曹休真正的死因，史书并没有记载。

疽发于背，究竟有什么病理特点？

“疽发于背”，实际上就是长了背疮（又称痈疮）。背疮算是一种有名的皮肤病，虽然今天看来不算什么大病，但在古代的确是可以要人命的。

这种疾病，一般是由金黄色葡萄球菌感染引起的多个毛囊及其周围组织的深部感染，说白了，就是一种加强版的毛囊炎。

而引起发病的原因有很多，如饮食方面，病人常吃一些刺激性、油腻、肥腻的食物；在皮肤修复能力减弱方面，如常见于糖尿病患者身上；局部的个人卫生没搞好；跟情志有关，比如压抑、惶恐、烦闷等负面情绪不能排遣，也可导致免疫力下降，罹患此病。

为何这种病灶多生于背部呢？主要是我们人类的背部毛囊旺盛，又经常被压贴而容易积汗，同时分泌的油脂较多，极易造成背部毛囊堵塞，从而形成细菌感染，因此就很有可能引起背疮。

人的背部被细菌感染后，后背的皮肤就会逐渐隆起，继而越变越大，从刚开始的一点，最后会发展为背部多处累积，并且时间一长，疮的表面还会有角质化现象。

与此同时，疮的内部由于细菌的持续感染，会出现很多脓汁，轻轻一碰就会擦破，痛不欲生。如果得了背疮，有钱人家穿个丝绸之类的衣服还能减少衣物与伤口的摩擦，减缓疼痛，而普通老百姓就别无他法了，衣物粗糙只会造成更严重的损伤和感染。

那么，为什么因为背疮会造成死亡呢？主要是因为背疮虽小，但因为细菌会逐渐地从背部表层侵入血液循环系统，会引起菌血症乃至败血症，最后就是感染性休克，此时患者已经难逃一死。

古代虽然没有抗生素，但如果割破痈疮，让脓液排出，痈疮才有机会被治愈，患者或许还有康复的机会。两千多年前的名将吴起就是这样亲自优待士卒的，而汉文帝的宠臣邓通更将此法发扬光大，深得君心。他们的方法原始但有效，的确起到了让服务对象续命的功效，无他，就是用嘴拼命吮吸而已。

从李卫病故说起

雍正一朝，有几大名臣享誉天下，深得皇帝信任，比如张廷玉、鄂尔泰、田文镜、李卫。跟清朝初期的统治者重用满族大臣和勋贵家族成员不同，雍正皇帝以实干和特立独行著称，并不拘泥于祖辈的一贯作风。他任人唯贤，凡是能干事者，不管出身如何，都能进入雍正帝的视野。这也是他能在康乾盛世中间起到承上启下作用的关键。

李卫出生于江苏丰县一户富裕人家，可惜 10 岁而孤，受教育的机会不多，识字有限，但好习武，据说武艺精湛，善于治盗。康熙五十六年（1717 年），29 岁的李卫捐资员外郎，随后不久便入朝廷任兵部员外郎一职。从这里可看出，他确实家境殷实，并非通过科举进入官场。不过，也许是长期在基层生活，对江湖有深入了解，他最初的特长是刑侦，后来慢慢转型搞行政管理。尽管是捐资买官，但李卫终究还是有才能之人，英雄无论出处。

雍正帝即位后，十三弟胤祥举荐了李卫。于是，雍正便任命李卫为云南盐驿道。雍正二年（1724 年），因政绩显著，李卫升任云南布政使，主管全省财政及税赋，仍兼管盐务；雍正四年（1726 年），因办事得力，又被提拔为两浙盐政使，整理盐务及私盐贩卖；雍正五年（1727 年），李卫升任浙江总督，管巡抚事。

李卫并无显赫的家庭背景，也没有什么学识和教育背景，然而不可否认的是，自康熙晚年至雍正初年，不过 10 年间，李卫从一个从五品的员外郎的闲职，一路担任各种要职，直至升为一品要员，后来甚至担任直隶总督，成为真正的封疆大吏，用现在的话说，其升迁速度如坐火箭一般。他的经历和左宗棠有点相似，不同的是，左宗棠生于清晚期的乱世，所谓乱世出英雄，时势造英雄；而李卫则不然，一个生于盛世而不走寻常路的人，是否能给许多在读书道路上走得不顺畅的年轻人提供一些借鉴意义呢？

雍正朝的名臣到了乾隆朝是否也被重用？很遗憾，李卫寿命不长，乾隆三年（1738 年）就去世了，年仅 51 岁。

去世前，一份乾隆朝的上谕记录：“前据直隶总督李卫奏称，近患黄疸之疾，难以办事，恳请解任回籍调理。”

这是什么病呢？

其实早在乾隆三年八月，在随乾隆帝拜谒雍正的泰陵时，李卫就突发肝病。十月，乾隆收到李卫“黄疸”的消息，立刻派遣御医到府诊治，并允准其解任调养。太医王炳奏：“（李卫）病势一时未能即愈，必须宽期静养。”然而未及还乡，十月二十二日，李卫即吐血身亡。

由“黄疸”和“吐血”来看，李卫极有可能患有肝脏的晚期重疾。黄疸主要是由于血液中的胆红素代谢异常、胆红素过高导致，患者会出现皮肤及眼白变黄的症状。黄疸与肝脏疾病息息相关，像病毒性肝炎、总胆管阻塞、肝癌及肝硬化等，都是常见的黄疸病因。因为肝脏细胞被破坏之后，其中储存的胆红素便会大量释放进入血液，于是人就看起来发黄了。

肝脏是人体腹腔最大的器官。进入肝脏的血管有两条，一为门静脉，提供肝脏约四分之三的血流量；另一条是肝动脉，提供肝脏约四分之一的血流量。当各种慢性肝病（包括肝癌）发展到晚期时，特别是出现肝硬化后，肝脏内异常增生的结缔组织会造成门静脉的血流阻力增加，门静脉压力变大，形同“水沟阻塞”。而当血液流动不顺时，为了找出路，就往门静脉侧支循环流去，最终导致回堵到食道静脉或胃静脉；当静脉曲张越来越严重时，血管壁变薄、鼓起，一旦压力大到一定程度，曲张的血管就会破裂出血。这种出血往往一发不可收拾，严重失血会令病人逐渐出现休克、循环衰竭而死；而大量的呕血也会使血液进入呼吸系统，堵塞气道，引起窒息，尤其是合并血块形成时，这种迅速窒息致死可能来得非常凶猛。

李卫的病故，很大程度上就是肝病所致。乾隆帝对他的病故感到惋惜，命按总督例赐予祭葬，派侍卫前去致祭，谕曰：“李卫才猷干练，实心办事，宣力封疆，无少瞻顾，畿辅重地，正资料理……今闻溘逝，深为悼念。”并谥号“敏达”。

但是，乾隆是否真的哀痛呢？

历史上，所有的大臣都是皇权的工具，他们存在的价值都是服务于政权和国家机器，甚至是皇帝本人。至少，在皇帝的潜意识里就是如此。在精通帝王之术的皇帝眼中，这些人臣还可以成为政治斗争的砝码。如果说大臣的死亡真的会让帝王伤心欲绝，那多半是你想多了。在残酷的政治博弈系统里，个人感情的地位是卑微甚至微不足道的。

比如喀尔喀副将军策旺扎布等人上奏问候皇帝平安时，就曾得到雍正帝的亲切关怀："尔等如此使朕畅快，何疾不治，何病不除？朕躬甚安，已痊愈。朕之亲切宝贝尔等俱好么？"雍正还曾肉麻地对宠臣年羹尧说："朕实不知如何疼你，方有颜对天地神明也。西宁危急之时，即一折一字恐朕心烦惊骇，委屈设法，间以闲字，尔此等用心爱我处，朕皆体得。"可是，即便是年羹尧、隆科多这样能干受宠之人，一旦被皇帝认为对皇权产生威胁，就会被毫不犹豫地清除掉！

乾隆帝的心术比父皇还幽深。他自负地认为自己"乾纲独揽、洞察无遗"。李卫病故前，他其实已经在敲打李卫，说他"办事甚属于粗率，不似从前，奏折中错谬之处甚多。"这让李卫"备陈感悚"。李卫是顶着这种巨大的心理负担去世的。此后，他的继任者孙嘉淦奏请皇帝将李卫牌位放入贤良祠，乾隆也准予了。不过，他背后的真实目的是在平衡和牵制朝廷势力，因为李卫生前和另一权臣张廷玉不和，孙嘉淦也是张廷玉的反对者，乾隆正是通过抬高李卫来制衡张廷玉一派！

此后，小心谨慎的张廷玉还是被乾隆一路敲打，直到郁郁而终。等到张廷玉死去，李卫也就失去了很大一部分利用价值了。多年后，乾隆南巡，见西湖花神庙里居然立着李卫及其妻子的神像，号“湖山神位”，随即勃然大怒，下谕说：“李卫仰藉皇考（父皇）恩眷，任性骄纵，初非公正纯臣。托名立庙，甚为可异！”

老百姓对官员感恩戴德、顶礼膜拜，却不知对皇帝表达感激之情，这还了得？臣子的风头岂能盖过皇帝本人！

乾隆醋意大发，立即下令将李卫像捣毁。

李卫若泉下有知，不知作何感想。

儿子称帝，老爸晕倒

1875年正月，19岁不到的同治皇帝在病榻上痛苦地咽下了最后一口气便撒手人寰。这时候，面临困局的清廷，除了被沉痛的气氛笼罩之外，还被一个重大难题缠绕——继承人问题。

同治皇帝没有子嗣，甚至没有亲兄弟，继承者如果从带“溥”字的孙辈宗室中挑选，那么小皇帝必然需长辈垂帘听政；然而，实际掌权者将可能是同治的皇后，而不再是同治朝两位即将升为祖母的母后（东太后慈安为嫡母，西太后慈禧为生母）。最后，经过一番运作，在慈禧等人的操纵下，继承者仍旧维持在同治帝的同辈身上，这个人选就是他的堂弟——醇郡王奕譞之子载湉。如此一来，对权力有着嗜血欲望的慈禧就可以继续掌控帝国的命脉了。

对于谨小慎微的奕譞而言，这到底是好消息还是坏消息呢？作为道光帝的第七子，奕譞有过两位显赫的兄长，一是已故的皇帝咸丰奕詝，一是曾权势熏天的六哥恭亲王奕䜣，他们跌宕的人生以及宫廷里的波谲云诡早就给年轻的醇郡王上了许多堂“厚黑课程”；再者，一想起嫂嫂慈禧那副嘴脸，他就不寒而栗。

在选立新帝的会议上，主政的慈安、慈禧两宫太后最终确定挑选载湉继承大统。在场的奕譞听到这一消息，当场晕厥过去。亲历其事的翁同龢在日记中描述当时的情景道："维时醇郡王惊遽敬唯，碰头痛哭，昏迷伏地，掖之不能起。"《清史稿·卷二百二十一·列传八》保留了奕譞就此事向两位嫂嫂的解释，说道："臣侍从大行皇帝（去世的同治帝）十有三年，昊天不吊，龙驭上宾。仰瞻遗容，五内崩裂。忽蒙懿旨下降，择定嗣皇帝，仓猝昏迷，罔知所措。独犯旧有肝疾，委顿成废。"这位素有"肝疾"、当场晕倒的王爷，当时年仅 34 岁。可惜，不管他如何悲恸，两宫太后的懿旨已定，册封他为醇亲王。

话说回来，一个有肝病的年轻人，怎么会突然晕倒呢？

晕厥查因，是医学的常见问题，也是一直困扰医生们的难题。所谓晕厥，就是一个人短暂地丧失意识（类似眼前一黑），这种状态大多能苏醒，一般与心脑血管系统或神经系统相关，具体病因可谓五花八门。

至于心源性晕厥，最常见的原因是严重心律失常，比如窦性停搏、室性心动过速、高度房室传导阻滞等，专业术语听起来似乎一头雾水，但归根结底，就是造成心脏无效跳动或心跳暂停，这种情况如果诊治延迟，有可能导致猝死，或者反复多次晕倒，跌倒时因头部撞伤而发生生命危险。醇亲王奕譞活到 51 岁才去世，距离他这次晕厥发作还有十多年，如果真有心脏方面的隐患，以当时的医疗水平，恐怕撑不了这么久。同样的道理，颅内出血或脑部血管异常导致晕厥的可能性也不大。

颈动脉窦过度敏感会导致晕厥，这个病因比较诡异。有的人颈部某个特殊位置受到压力刺激会影响心跳，导致晕倒，常发生在刮胡子或颈部按摩时。显然，奕譞在参会时不可能发生这种情况。这里顺便提醒大家，颈椎部位的按摩必须非常慎重！人的颈部其实是非常脆弱而敏感的地方，在选择按摩放松身体、纾解压力的时候，要特别注意力度不能过大，有的人更要忌讳双侧颈部同时按摩。

有没有可能是体位性低血压造成的呢？这种情况，患者一般是坐着、躺着或蹲下时突然起身，致使颈部动脉供血上脑不够迅速，引起暂时性的脑部缺血，导致头晕目眩，容易引起晕厥。如果还原一下奕譞和大臣们参会时的状况，大家就会觉得不太可能。这些人一般都是跪着或坐着，毕竟在庙堂之上随意地突然站立，是非常不合礼仪和规矩的，甚至有性命之忧。

至于情境性晕厥，医生仍需要考虑，但此种情况通常与上厕所小便、用力咳嗽或吞咽有关，具体到醇亲王身上，应该可以排除此类情况。

筛查到最后，一种常见的病因逐渐浮出水面，是什么呢？

医生在日常工作中接触到的晕厥患者，尤其是相对年轻的患者，其常见病因实际上是血管迷走性晕厥。

血管迷走性晕厥，实质上就是神经调节出现了问题，患者因为恐惧、焦虑等情绪，或者受到意外的刺激，或者感受到身体剧痛等状况而发生意识丧失，属于生理性因素造成的晕厥，并不是说某个脏器出了问题或存在解剖结构上的异常。

醇亲王奕譞的确是恐惧、焦躁再加上“痛”不欲生，这样有可能诱发晕厥。

那么，他“痛”在哪里呢？答案是在心上！

他的儿子当了皇帝，按说是天大的喜事，他应该喜极而泣才对，又怎会痛不欲生呢？

事情远没有想象的那么简单。奕譞久居权力中心，眼界怎会跟普通百姓一样？按照宗法的礼制，儿子载湉将从自己的血脉中过继到哥哥咸丰帝一脉，完成这个手续，儿子才能成为皇帝，因为他继承的是咸丰、同治这一系，从此之后，奕譞将彻底失去自己的爱子。要知道，当时他的长子已经夭折，次子载湉是他唯一的儿子！历史上类似的情况不是个案，皇帝的生父并非皇帝，但会获得“本生父”这样怪异的名号，这是一种优厚待遇，但通常只跟死后的祭祀等级有关。

奕譞还知道，爱子年幼（不到四岁），不仅要离开亲生父母，还将在另一个狠毒的女人“卵翼”下生活，他的一生将充满不测甚至陷入悲剧——尽管这个女人既是他的婶母，也是他的姨妈。熟读史书的奕譞对照前代历史，加上他对慈禧的为人了然于心，哀伤、惶恐而悲愤的心情瞬间充斥了他的内心。这个慈禧太后，名义上是他的嫂嫂，还是他妻子的姐姐，但血缘至亲历来都不会软化政治斗争的险恶！

此外，奕譞也对自己的人生下半程充满彷徨。自己貌似位高权重，但背着“皇帝生父”的身份，对喜欢猜忌、动不动整人的慈禧而言，这样的身份无异于定时炸弹。想到这些，奕譞或许已经冷汗直冒。

一个人突然被如此复杂、纠结、痛苦的心情缠绕，诱发血管迷走性晕厥，这样的诊断是合理的。

哥舒翰真的半身不遂吗

影响中国历史的拐点大多与战争有关，比如安史之乱。“渔阳鼙鼓动地来，惊破霓裳羽衣曲”，当安禄山扯起反叛大旗挥军南下时，承平百年的大唐顿时傻了眼。除了边塞多年未见识过战争，内地军人甚少参与真刀真枪的对决，怎能抵挡在驻守边境有百战经验的彪悍叛军？再加上唐玄宗老而昏聩，唐军焉能不败？

果不出所料，尽管有颜杲卿、张巡这样的义士在拼死抵抗，奈何双方军力差距太大，躲在华清宫浴池里和杨贵妃缠绵的唐玄宗还动不动就瞎指挥，结果唐军一路溃败，丧军失地，致使东都洛阳迅速陷落，很明显，安禄山的下一个目标便是帝国的中心——长安。他挥兵西进，长安城岌岌可危。

为了找替罪羊，玄宗冤杀了败军之将封常清、高仙芝之后，突然发现自己手下几乎没有大将可用了。而拱卫长安的最后屏障——潼关，该由谁镇守呢？

他想起了五十多岁的老将哥舒翰。

哥舒翰是何许人也？有首《哥舒歌》从唐朝流传至今，云：“北斗七星高，哥舒夜带刀。至今窥牧马，不敢过临洮。”《全唐诗》收录这首类似民歌的作品，并注：“天宝中，哥舒翰为安西节度使，控地数千里，甚着威令，故西鄙人歌此。”

原来，哥舒翰是唐玄宗时一位杰出的军事统帅。其先祖是突厥人，但投奔唐朝后已逐渐汉化，且得益于唐朝开阔的胸襟，这些胡人还被委以重任（安禄山亦如此）。哥舒，原本是突厥一部落名，被哥舒翰的家族用作姓氏，到了他父亲这一代已做到“安西副都护”，家资殷实。哥舒翰身为高干子弟，虽然年过四十才投身军旅，但他熟读《左传》及《汉书》，与普通的粗鄙军人不同，而且可能遗传了突厥人善战的基因，智勇双全、战功卓著，在军队里很快便获得提拔。

在唐朝与吐蕃的战争中，哥舒翰大放异彩，深得玄宗厚爱，获封凉国公、河西节度使、西平郡王，难怪他成为民间艺人歌颂的对象。这样的老将能抵御安禄山的叛军吗？

非常不幸，哥舒翰此时的身体状况很不理想。就在安史之乱爆发前夕，他得了一场大病。这场病间接地影响了他的政治生涯，乃至整个大唐帝国的命运。

《旧唐书》载：“翰好饮酒，颇恣声色。至土门军，入浴室，遘风疾，绝倒良久乃苏。因入京，废疾于家。”原来，他被“风疾”击倒了。

风疾是什么？估计现代人也略有耳闻。虽然这只是一个中医病名，但历史上不少名人都被它折腾过。唐朝的皇帝之中就有多人得过“风疾”，如唐太宗、唐高宗、唐顺宗、唐穆宗、唐文宗等。这是一种很复杂的疾病，临床上常出现头痛眩晕、抽搐、痉挛、肢体颤抖、麻木、蠕动、口眼歪斜、言语不利、步履不稳，甚至突然晕厥、不省人事、半身不遂等症状，与西医所说的心脑血管疾病、高血压等有关。但在“风疾”这个系统里，症状非常多、非常杂。

而记载中的一个“废”字，后人往往把哥舒翰想象成半身不遂（偏身瘫痪）。这样的人，还能领兵打仗吗？

唐玄宗高估了哥舒翰的盛名，也低估了疾病对他的困扰，更低估了叛军的实力。尽管哥舒翰多次推辞，表示难堪大任，但未能如愿。不得已，他在玄宗指派的一众副将的簇拥下抵达潼关御敌。唐军无法击退叛军，叛军也不能迅速攻克潼关，双方就在潼关对峙。

按理说，安禄山叛军千里迢迢而来，后勤补给线漫长，而且又有被忠于唐朝的各路人马截断的危险，如果僵局一直持续下去，对潼关和长安的唐军未必不是好事。然而，哥舒翰和朝中重臣杨国忠有隙，再加上玄宗急功近利，于是来自朝廷的压力，把病恹恹的哥舒翰压得喘不过气来。在皇帝多次催促出战后，明知出关野战容易遭遇不测的哥舒翰没有抗旨的勇气，不得不主动出城发起攻击。

果然，唐军一出关就遭遇大败，导致潼关很快失守，长安继而沦陷，唐玄宗不得不仓皇逃往蜀地。哥舒翰被叛军抓住后选择了投降，一代名将，终是晚节不保。

唐军的失败能归咎于哥舒翰的半身不遂吗？

一个病人或残疾人到底能不能指挥千军万马？在战国时期，双腿残废的孙膑就坐在轮椅上指挥齐军击败魏国的庞涓。他这

“车”上指挥的事迹影响了后世艺术加工者对诸葛亮形象的塑造，结果，不仅周瑜的“羽扇纶巾”被挪到了诸葛亮身上，而且双轮小车也成了他的标配。

理论上，只要主帅的大脑没有损伤，指挥就不成问题。但哥舒翰未必是偏瘫患者。《旧唐书》说他“绝倒良久乃苏”，显然说的是他晕厥了许久才醒来，而出事前他还在洗澡。

晕厥是很多复杂疾病的共同症状，这些疾病包括心律失常、肺栓塞、颈动脉或椎动脉狭窄、癫痫、血管迷走性晕厥、脑血管意外、心肌梗死等。其诊断在今天都是非常困难的，何况在古代。如果是心跳呼吸暂停，恐怕哥舒翰当时就死了，没有机会醒来。

不过，古人也意识到哥舒翰的疾病跟其不良生活习惯有关，因此史书还在发病前强调了一句“翰好饮酒，颇恣声色”，似乎表达着某种因果关系。酒精的长期刺激以及生活放纵，对人的心脑血管的确有很大危害。

哥舒翰可能是反复发作晕厥，因此“废”了，无法正常生活和工作，只能卧病在床。到了潼关前线，他“至是颇甚，军中之务，不复躬亲，委政于行军司马田良丘”。看来，他是脑力、体力和精力都相当不济。后来，“军既败，翰与数百骑驰而西归，为火拔归仁执，降于贼”。如果哥舒翰半身不遂，恐怕无法骑马逃跑。

对于失败后的经过，《新唐书》载：“既败，翰引数百骑绝河还营，羸兵裁八千，至潼津，收散卒复守关。”看来也不像一个瘫痪的病人。值得玩味的是，成书更晚的《新唐书》在记载安史之乱前的哥舒翰时，说他“翰耆酒，极声色，因风痹，体不仁。既疾废，遂还京师，阖门不朝请”。

风痹，不同于风疾，是以疼痛游走不定和肢体麻木为特征的。风湿性关节炎和痛风都有可能导致这种症状。这种病痛倒是有可能引起行动不便。两书记载虽有出入，但都提到了“废”，看来哥舒翰这个病人真的不是装病。

其实，不管是风疾还是风痹，哥舒翰都负有指挥失误的责任，但深层次的失败原因，只能是唐玄宗的急功近利，还有大唐帝国这部国家机器的腐朽。

金门“番薯王”亡故之谜

提起金门“番薯王”，千万不要以为这是出产于福建厦门对岸岛屿上的超大番薯，否则有可能会被台湾的朋友视为不敬或嘲笑为不懂历史。其实，番薯王不仅不是食物，还是一位颇有气节的人物！

众所周知，台湾人崇拜郑成功，喜欢用“延平王”或“国姓爷”称之。当然，郑成功（原名森）乃海盗出身，继承了父亲郑芝龙的海上武装势力，以“反清复明”为己任，得到南明隆武帝朱聿键的册封，不仅被赐姓朱，还得名“成功”，其实郑氏一族跟朱明一点血缘关系都没有。

然而，台湾人同样崇拜另一位明末王者。他的冥诞在台湾（尤其在金门）还是一件大事，当地有专人组织祭奠，各界都会参与公祭。他到底是何许人也？为何此人有如此大的影响力？为何此人跟台湾有如此深厚的渊源？

原来，他叫朱以海，是朱元璋第十子鲁王朱檀的后裔。明末，李自成和清军攻占北京和北方大部分土地后，因崇祯帝自杀，于是残余的南明各政治势力林立，彼此争权夺利，无法拧成一股力量对抗清军。在几股势力中，鲁王朱以海也是其中不可忽视的力量。南明先后多人称帝，但鲁王并没有跟风，他只是自封“监国”，也就是代理皇帝，以行使权力，此举也有隐藏锋芒的意思。

大家不要奇怪于他如此疏远的血统居然能跟皇权较真，其实当时跟崇祯帝血缘最亲的那些贵族宗室，要么被杀，要么不知所踪，能扯起大旗的南方明室不乏地方实力派的拥戴，这就注定有人能在此时扬名立万。跟朱以海同时代的唐王朱聿键就被手下拥立为帝，他是朱元璋第二十三子的后人，不过辈分高于朱以海。

北京被占，鲁王朱以海等人南逃，一边抵抗清军，一边培植自己的势力。跟他有同样想法的明朝宗室不止他一人，于是矛盾便无法消弭，甚至发展到同室操戈、自相残杀的境地。这就是为什么南明不能像东晋、南宋那样保存半壁江山的重要原因。

身居浙江的朱以海和占据福建的朱聿键就闹得不可开交。

这里必须提到一个人，那就是郑成功。他跟朱以海、朱聿键都有联系，而朱以海之所以被后人戏称为“番薯王”，正是因为自身实力不济，与清军交战一败再败，不得不躲到舟山，再由舟山退守到郑成功控制的金门岛。当时的金门物资匮乏，粮米供应更是稀缺，传说朱以海不得不以番薯充饥，后又频频称赞金门番薯味美可口。于是，这位监国便获得了“番薯王”的民间封号。

朱以海当然不是粤语里“番薯（暗指愚蠢）”的贬义承载者，他更不是无能之辈，否则也不会有张煌言这样的名士、义士追随。只不过，他跟隆武帝朱聿键曾经的兵戎相见，使得颇受朱聿键恩宠的郑成功很不爽。偏偏，朱以海作为明朝监国逃难到自家门下。真是烫手的山芋！

比起隆武帝朱聿键，以及弘光帝朱由崧、永历帝朱由榔，朱以海显然是幸运的，他没有被俘的耻辱，也没惨死在清军的刀下。但是，他的结局如何？难道只是终老于金门？

按《清史稿》记载，“久之，（朱以海）居金门，郑成功礼待颇恭。既而懈，以海不能平，将往南澳。成功使人沉之海中。”莫非是郑成功杀死了朱以海？当时的朱以海因为寄人篱下，已经连“监国”的封号都解除了，而郑成功还是没放过他？

《清史稿》这本成书于民国时期的史书一向以编纂粗糙著称。但是它以清朝的官方档案为基础，并非天马行空、胡说八道；也就是说，直至清末，清朝一直都宣称是郑成功杀害了朱以海。

1959 年，早已从祖国大陆败退的国民党军，在其控制的金门修筑炮台时偶然发现了一座几百年前的墓葬，还出土了墓志铭。由此，一个历史谜案终于水落石出。

那块《皇明监国鲁王圹志》揭示了墓主人就是朱以海，而且明确提道：“力图光复，虽未路养晦，而志未尝一日稍懈也。王（朱以海）素有哮疾，壬寅十一月十三日，中痰而薨。”

原来，鲁王朱以海是自然病故，跟郑成功的迫害没有丝毫关系。由此可见，清廷的某些官吏凭借捏造史实的肮脏手段来抹黑政治对手。

鲁王朱以海究竟患了什么病？

哮疾，使人想到了哮喘。朱以海活了 44 岁，算英年早逝，说他像台湾歌星邓丽君一样死于哮喘，也不是不可能。

哮喘是一种呼吸道慢性炎症疾病，突出特征是气管痉挛，经常表现为呼吸困难、喘息、咳嗽、胸闷，严重者会缺氧窒息而死。很多患者都是自幼年或少年时代就开始罹患，日后会反反复复。目前，医学界还不清楚为什么有些人会得哮喘，推测和遗传体质与特殊环境有关。另外，也有人推断哮喘的诱因包括冷空气、空气中的污染物，还有空气中漂浮的花粉、孢子、螨虫等，这些东西都可能成为过敏源。

然而，哮喘患者的临床主要表现并不包括多痰。朱以海既多痰，又素有“哮疾”，似乎患有慢性支气管炎，甚至慢性阻塞性肺病。这种疾病的患者，一般每年都有相当长一段时间发作咳嗽、喘息，多伴有咳痰，而且发作时间大多是冬春天气寒冷之时，发病很有规律，在北方尤为多见。胸部 X 光片多半会发现这些人有肺气肿的特征。慢性阻塞性肺病在静止、稳定时，患者大致能正常生活；但是，呼吸道一旦感染，如出现肺炎等情况，稳定期就会转变成急性发作期，这时如果没有抗生素和气管松弛剂治疗，患者是比较危险的。朱以海死于阴历十一月，正是福建沿海气温较低的时候，若说罹患这种疾病而死，也不是完全没有道理的。

在现代，因为吸烟者极多，慢性阻塞性肺病患者的数量日益增多，可见吸烟对气管的损伤是多么严重。在朱以海生活的年代，烟草才刚刚传入中国，而且他本人生命的后十年都在物资匮乏的金门，有无烟草可嗜尚存疑点。当然，吸烟并不是导致慢性阻塞性肺病的唯一原因。

总之，朱以海得以善终，好歹不是死于非命。将他下葬后，明郑势力没有声张，甚至都没有在地面修建明显的标志。道光年间，有人自称在金门发现了鲁王墓，墓葬便成了后人的凭吊之所。1959年后，该墓葬被证实只是一座宋代命妇[①]之墓，而真正的鲁王遗骸则被当时的国民党政府重新修墓入殓。

朱以海和郑成功虽然生前关系不和，但没想到此二人却在数百年后都因为退守孤岛这段历史而被涂上了浓厚的政治色彩，也是颇有历史味道的。

正是由于朱以海的特殊经历，他顺理成章地成为蒋介石政权寄托乡愁和“复国”愿望的偶像，郑成功也被赋予了同样的政治色彩。这种自上而下的宣传，再加上民间崇拜的风俗，自然把二人神格化了，所以其影响力延及至今。

---

① 泛指受有封号的妇女。——编者注

阮大铖的离奇暴亡

阮大铖是何许人也？对戏曲感兴趣的朋友，可能一下子就能反应过来，这不就是晚明的大才子吗？此人擅诗词，喜欢模仿陶渊明，更是颇具戏曲才华，其戏曲作品风靡一时，在明末清初的戏剧领域有着重要地位，其代表作有传奇戏曲《春灯谜》《燕子笺》《双金榜》《牟尼合》《忠孝环》《桃花笑》《井中盟》《狮子赚》《赐恩环》《老门生》等10种；诗文有《咏怀堂全集》。

其实，在历史学家眼里，阮大铖可不是单纯的艺术家，他还是"佞臣""奸臣"和小人。

明朝崩溃、清军南下之际，阮大铖选择了投降。北方来的那些满汉大臣早已对他的戏剧曲目《春灯谜》《燕子笺》耳熟能详，希望他能对作品进行重新编演。年近花甲的阮大铖二话不说，"即起执板顿足而唱"。可惜，北方人听不懂他的吴侬软语，不过这也难不倒一心投降的阮大铖，他随即"改唱弋阳腔"，北方诸公听罢纷纷点头称善，一个个直夸"大才子"。

阮大铖仅仅因为戏曲家的身份才受到朝廷欢迎的吗？当然不是，因为他还是个政治人物，在天启、崇祯年间他便小有名气——可惜并非美名，而是名声不佳。此人先是倾向东林党，后觉得升官之路受阻，于是转而依附魏忠贤的阉党，专与东林为敌，有助纣为虐之嫌。崇祯皇帝上台后，着手清洗阉党，阮大铖也被罢官，朝廷打算对他永不叙用。正因如此，阮大铖才有空在家乡专心从事文学创作。

后来北京城被攻破，崇祯帝自缢，中央政权瓦解，权贵南迁，南方的政治势力群龙无首，北方的清军蠢蠢欲动。南明弘光朝刚刚成立，但缺乏人才，于是阮大铖这样一个文人政客，居然阴差阳错地被举荐为兵部尚书。

读到这里，各位看官是否想起了汪精卫（本名汪兆铭）？这位也是颇有文采的政客，其兄汪兆镛侨居澳门，著有多种诗词集。看来，文学素养是有家传因素的。当代人一般只注意汪精卫早年刺杀清朝摄政王的壮举，以及晚年叛国投敌的龌龊，却很少留意他的诗词。

抛开民族大义和人性的复杂，单论文学造诣，汪精卫和几百年前的阮大铖称得上是“惺惺相惜”，二人最后的结局也颇相似：汪精卫投敌后纵有日本的关照，但伤病迁延不愈，终于在日本战败前病故于日本；阮大铖则死于跟随清军南征的途中。很难说这是善终，而且这两人都被钉在了历史的耻辱柱上，受世人唾弃。

阮大铖最后的日子是怎样的？《明史·卷三百零八》这样说：“大铖偕谢三宾、宋之晋、苏壮等赴江干乞降，从大兵（清军）攻仙霞关，僵仆石上死。”看来是迫不及待地想为清朝立功，为屠刀滴血的征服者卖命求荣，帮他们开疆拓土，引狼入室，残害同胞。

清朝初年的历史学家李天根著有的《爝火录·卷十六》，写到阮大铖之死，基本上和《明史》相吻合，而且还补充了一些细节：原来，就在清军开拔之际，有人发现阮大铖“面忽肿”“恐有病，不胜鞍马之劳”，建议他留守当地。然而，立功心切的阮大铖却大呼：“我何病？我年虽六十，能骑生马、挽强弓，铁铮铮汉子也。我仇人多，此必有东林、复社诸奸徒潜在此间。我愿诸公勿听！”

于是，清军允许他同行。大军行至仙霞岭（今浙江省江山市保安乡境内），骑兵皆按辔，缓行上岭，唯有阮大铖独自下马，徒步而前，故意显示出老而弥坚的豪气。只见他左手牵马，右手指向骑兵大喊：“何狞也！我精力百倍于后生！”说完，鼓勇先登。

书载：“至仙霞最高处曰五通岭，见大铖踞坐石上。呼之骑，不应；以鞭掣其辫，亦不动；视之，已死矣。”

看来，阮大铖虽然不服老，但的确有暗病潜藏，再加上路途艰辛，可能诱发了病情恶化，导致他猝死。当然，《明史》还提供了野史资料仅供参考，说他“自触石死”。无论如何，这样的奸佞之臣，连为明史执笔的清朝史官都对他齿冷。

从《爝火录》的记载看，阮大铖死后仅三天，尸体就“溃烂虫出”，似乎发病时间应在炎炎夏日。

如果采信《爝火录》的记载，阮大铖有可能死于什么疾病呢？

在炎热的气温下长途跋涉，而且还是崎岖的山路，对一个年近花甲的人而言，是一个巨大的生理考验。如果体力本来就差，加上逞能，又没有补充足够的水分，老人是会死于中暑的。

不过，笔者留意到了阮大铖当时出现“面肿”的细节。

一个人面肿，剔除服用某些西药导致的副作用（明末清初也根本不会有这些西药，比如类固醇），剩下的常见原因就是慢性心脏疾病和慢性肾病。这两种疾病都会引起体内多余的水分积累，致使排泄不畅，从而引起身体肿胀。

慢性心力衰竭患者当然不能劳碌，这样反复折腾自己只会加速死亡。何况，慢性心脏病患者的病源可能还是冠状动脉的狭窄或闭塞，这些血管如果出问题，的确会导致患者猝死。

至于慢性肾病患者，这些人可能还会合并糖尿病，在感染、劳累、酷热、缺水等外界因素的刺激下，有可能会出现急性肾损害、代谢性酸中毒、高钾血症等。在那个医疗落后的时代，这些状态基本只能等死，更不要说发生在野外了。

当然，考虑到脸肿的阮大铖是在行军途中发病猝死，作为医者，也不能不考虑“丹毒”的情况。这种疾病是皮肤感染性疾病，中医称为“朱毛丹”。实际上，病原是一种溶血性链球菌。老人和免疫力差的人更容易发病。易感部位过去是脸部，现在多见的反而是腿部。

溶血性链球菌通过患者的细微伤口进入体内后，会在聚集繁殖的地方形成红肿的皮疹，四肢和头脸部皆然。患者随之还会发高烧、寒战、呕吐，淋巴结可能也会肿大，造成淋巴水肿。

阮大铖急于随清军行动，当然不会认真接受治疗，而且年老疲惫只会加速病情的进展，几天后，丹毒发展到全身感染乃至感染性休克，那时他就只能等死了。他临死前已髡发留辫，一副急于投靠新主子的模样，但历史终究给了他莫大的讽刺和鞭挞。

第6章

血迹和哀嚎，命运还是意外

铁木真遇险背后的医学常识

英雄之所以成为英雄，必然要经历许多九死一生的考验。当然，他们能叱咤风云，总是离不开身边的得力助手，同时也离不开某种运气。然而，运气本身就是偶然性和必然性的混合体，有些古人无法解释的幸运因素，其实并不是上天的安排，而是自然规律使然。

话说蒙古帝国的缔造者成吉思汗，这可是让东西方历史都为之颤抖的一代枭雄。他统率的大军不仅统一了蒙古高原各部，还在很短的时间内击败了强大的金国，乃至剑指中亚、鞭及东欧。世人皆为之战战兢兢。

成吉思汗原名铁木真，他从年幼时开始便历经磨难。青少年时代，他就被仇家追杀，差点命丧黄泉，那回他躲进一个好心人的一堆羊皮里才躲过一劫。仇家原本要搜查羊皮，幸亏好心人说："天气这么热，谁躲进去都得热死、憋死吧？"这番劝说竟让仇家罢休，也让一只未来展翅一飞冲天的雄鹰得以侥幸生还。

多年之后，羽翼丰满的铁木真早已把仇人部落血洗一空，而且他领导的军队东征西讨，部落实力与日俱增。这时候，他却在征战中遭遇了一次死神的"亲吻"，差点遗憾地过早离开人世。

那一年，铁木真 40 岁，他率部与泰赤乌部大战于斡难河。混战中，铁木真受了伤。按《新元史·列传第二十》中的“者勒蔑传”记载，铁木真“颈疮甚，者勒蔑吮其血，至夜半，太祖（铁木真）始苏，渴索饮。者勒蔑裸入敌营，挈一桶酪返，来往无觉者。调酪饮太祖，遂愈”。

这位者勒蔑可不是普通士兵，他自幼跟随铁木真，长大一点就担任侍从和警卫的角色，之后再成长为一员悍将，以果敢善战著称，有“饮露骑风”之美称，屡救铁木真于危难之中。

泰赤乌部被铁木真消灭后的第四年，蒙古国建立，者勒蔑封千户长，为十大功臣之一，享有犯九罪不罚的特权。他与哲别、速不台、忽必来并称“蒙古四獒（四勇）”。但这一切的荣誉，都与铁木真受重伤的那个夜晚有着千丝万缕的联系。

按照历史的记载，铁木真是在颈部受创伤大出血之后，一度昏迷过去的。者勒蔑用嘴吮吸了他颈部的淤血，才使他逐渐苏醒过来。

人类的颈部是一个脆弱的部位，这里重要血管、神经密集，还有气管竖立其间，甚至还有甲状腺等重要内分泌器官隐藏于附近。古代名人的自刎，比如项羽、李广这样的血性男儿，就是用利刃割颈而死的。

气管由软骨、平滑肌和结缔组织所构成。气管软骨大多为十几块，彼此借韧带相连，气管软骨呈“C”形，缺口对向后方，由平滑肌和结缔组织构成的膜性壁所封闭。这个复杂的结构由于并非直接在皮下，因此利刃不一定可以直接、快速割断。由此可见，古人自刎身亡者很可能割断的不是气管。

其实，比气管更容易致命的是颈部的动脉。比如，颈总动脉和颈内动脉等，这些重要血管距离心脏的位置很近，血流压力很大，流速也很快，这些结构就是为了让心脏供血可以尽快通过颈部血管到达脑部，支配大脑的营养成分和氧气供应，从而让大脑这部敏感而关键的机器得以顺利运转。

一旦颈部的动脉突然破裂，血流便会喷射而出，非常可怕。如果是故意寻死，伤者可以在无外力止血的情况下，让人体大部分血液流失掉，造成失血性休克，这时伤者会出现循环衰竭，必然导致生命垂危乃至死亡。

另一方面，由于颈部一侧的动脉血液供应被阻断，大脑的供血会受到极大影响。这种创伤都是突然的，人体缺乏有准备的代偿能力，仅靠残存一侧的颈部血液供应，显然不能使大脑正常运作，所以很多伤者会迅速陷入昏迷。如果残存的另一侧血液供应在随后的时间内仍无法通过自身调节改善、增加受伤一侧的大脑血液供应，那么必然造成中枢神经的永久性损伤。

在意外事故中，颈动脉急性损伤经常合并神经系统症状，包括昏迷、失语、偏瘫、截瘫、面瘫等，但以昏迷、轻偏瘫及轻偏瘫加失语者较为常见。

为何铁木真能幸免于难呢?

首先，人类的脑底部存在一个威利氏环（circle of willis），这又被称为大脑动脉环，是指供应脑组织的动脉在脑底形成的环状结构。威利氏环可对供应脑组织的动脉进行血液调配，防止脑血液循环过剩或不足。当组成威利氏环的某一动脉或某一部分出现阻塞或狭窄时，它可通过调节其他血管的血流量来弥补缺少的部分，保证脑部血流灌注，避免出现缺血的症状，维持脑部的营养和机能。当然，这需要时间，也要看每个伤者的具体情况。如同高矮肥瘦一样，这个环状结构也不是每个人都一样，有的人长有较多的侧支循环，那么，动脉环便能把健康一侧的血液较快地调整到缺血的对侧。铁木真也许属于侧支循环众多、威利氏环比较强大的那种。冥冥之中，有些人就是这样的“真命天子”。

其次，铁木真在颈部受伤后，极有可能是过多的出血造成局部血肿，压迫了伤侧的颈部动脉，间接引起血流阻断。这时候，勇敢的者勒蔑把主人的瘀血吮吸出来，解除了颈部的压迫，理论上部分恢复了受伤一侧的供血。

由此可见，铁木真在重伤后苏醒是完全有可能的。

最后，者勒蔑的唾液也起到一些辅助作用。众所周知，动物经常会在受伤流血后用舌头舔舐伤口，这是出于本能，而我们人类有时也会这样做，尽管很不卫生。

有研究发现，人类唾液中 98% 是水，剩下的 2% 含有电解质，如少量的钾、钠、氯、钙、磷，还有抗菌物质、表皮生长因子、凝血酶等多种生物活性成分。2008 年，荷兰科学家还发现，唾液中存在的被称为组胺素的小分子蛋白，也有助于治疗外伤。从这个角度看，唾液至少可以在止血方面起到积极作用，虽然真实效果很有限。

者勒蔑不仅帮助铁木真疗伤，还冒死潜入敌营，带回一桶酸奶，让濒临循环衰竭的铁木真得以补充液体和能量，大大增加了他的生还概率。难怪者勒蔑像赵子龙一样，被同伴夸作“一身是胆”。

建文帝有后代吗

明朝初年一场历时四年的“靖难之役”，以朱元璋第四子燕王朱棣得胜收尾，朱元璋的长子嫡孙——建文帝朱允炆被叔叔夺去帝位，在火光冲天的南京城中失踪，成为历史之谜。

几百年来，关于他的下落莫衷一是，有人说他化装成僧人逃走，流落江湖；有人说他在灾难中葬身火海；甚至有传闻称，朱棣派郑和下西洋，就是为了寻找建文帝的下落。

坊间也有传闻认为，建文帝的太子朱文奎跟母后死于自焚的烈火中。不过，建文帝并没有绝后。他还有一个儿子活在世上，那就是次子朱文圭，当时只有一岁。

明成祖朱棣素以冷酷著称，对坚决不降的大学问家、读书人的典范方孝孺，他毫不留情地处死，相传，他还惨无人道地对方家使用了史无前例的“诛十族”。对年仅一岁的侄孙，他虽然没有痛下杀手，但仍采取了不人道的长期禁锢，实际上就是使得这个婴幼儿从此变成了一只笼中鸟，不仅永世不得翻身，而且几乎没有机会成为一个正常人！

就这样，朱文圭被幽禁于中都（凤阳）广安宫内，号为“建庶人”。这位被废为庶人的皇子身陷囹圄，一关就是50多年。

到了明英宗朱祁镇通过夺门之变重新登上帝位时，明朝皇室再一次经历了亲人之间你死我活的争斗。在政治和权力面前，血缘和亲情从来都是不入当事人法眼的。

明英宗政治上没什么建树，而且有迫害弟弟景泰帝朱祁钰致死的嫌疑，但他终究良心未泯。

从朱元璋称帝开始，封建王朝恢复了活人殉葬的陋习。成批没有为帝王留下子嗣的女人成为朱元璋、朱棣这些帝王的陪葬品，锁入黑沉沉的地宫棺木里，惨无人道。而明英宗临死前，忽然下诏，要废除这种延续多年的恶习。虽然这个举措带有复杂的政治目的，但客观效果确实值得肯定。果然，此后的明朝帝王不管多么昏庸无道、愚昧无知，再也没有人敢违反英宗的仁慈“祖训”了。

其实，英宗还做了一件好事，那就是释放他的远房族叔——已经50多岁的朱文圭。

念在“亲亲之意，实所不忍”，明英宗下令释放了建庶人朱文圭。

《天顺日录》记载：“建庶人闻之，且悲且喜，不意圣恩如此。时庶人年五十六七矣。”

一个从一岁开始就被圈禁，直到年近花甲才被放出来的囚犯，会与普通人有什么不同？《天顺日录》记载：“庶人入禁时方二岁（虚岁），出见牛马亦不识。”很有可能，朱文圭已成了一个只会吃喝拉撒和说话的废人。我们无从得知他是否受过教育，是否识字，是否有阅读的权利，是否有接触自然界的机会。

但不可否认，他获释前没有与社会接触的可能。这就是无辜的政治牺牲品！

随后，明英宗准许他结婚生子、组建家庭、自由出入。可惜，朱文圭没时间享受多一点清福，不久就去世了，享年不到60岁，但阳寿比起许多明代帝王要高出不少。这真是绝妙的讽刺啊！

一个政治犯在囚笼里生活了50多年而不死，为什么放出来不久就死掉了呢？

一方面，50多岁有可能在明朝人中属于老年了，以当时的人均寿命而言，这个岁数估计相当于现代人的70多岁了，接近寿命的平均极限，也就是说，他是寿终正寝的。

那么会不会是他杀呢？即皇帝命令把他暗中除掉？可能性不大。朱文圭被囚禁了这么久而不杀，突然放出来就杀掉，似乎于理不合，且他能恢复自由，肯定是皇帝觉得他作为建文帝的后人，已经完全不具备推翻现任帝王的能力和影响力，完全没有威胁性，才准许释放的。天顺三年（1459年），有官员奏请将建庶人的后代重新送到有军队的城中看守，明英宗未准。到了弘治年间，居然有人敢上书明孝宗给朱文圭的后人封王。可见，政治上，建文帝的后人已经没什么政治压力了。

另一方面，我们也可以推测，朱文圭突然来到一个陌生和充满刺激的新世界，无法适应新的生活，乐极生悲，提早透支了健康，加速了患病的进程，最终离世。

这并非没有医学根据的。

古人常说“情志之伤”。其实，不要以为只有忧郁、悲苦、愁闷等才会导致疾病的发生。

中医学将人的情感和心理活动统称为情志，它是指人在接触和认识客观事物时，人体本能的综合应激反应。情志包括喜、怒、忧、思、悲、恐、惊七种情绪，统称“七情”。每个人都会表达自己不同的情感，这是正常的情绪反应。正如《黄帝内经》所说：“有喜有怒，有忧有丧，有泽有燥，此象之常也，必谨察之。”违则为病，过则也为病，皆由心生。七情与脏腑功能有着密切关联，而任何事物都有双重性，一旦情绪过激，比如突然、强烈、持久的情志刺激，超出了人体的承受范围，就会相应地对脏器造成影响，使气血横逆，从而产生相应疾病。因此，过喜也会伤“心”。其实，过度欢喜对身体的影响很大，甚至有致命危险。现代人因过喜导致猝死的病例并不少见。

另外，突然获得新生的朱文圭，可能很快就陷入纵欲的泥潭中不可自拔。毕竟，作为一个有正常生理功能的男人，被禁闭了半个多世纪，他的性心理和享乐欲望都是被压制到极致的，一旦释放，后果不堪设想；而且，他没有受过什么教育，不知道克制的重要性，只会遵循动物的原始本能，这样放纵的后果非常危险。后世的泰昌皇帝朱常洛，也是从长年幽闭中突然获知父皇神宗皇帝驾崩，终于轮到自己做皇帝了，高兴得失去常态，纵情享乐，结果大病一场，进服红丸毙命，此时距父亲去世仅一个月。

还有一种可能，就是朱文圭感染病菌而死。毕竟，他生活的狭小空间与社会隔绝，相当于他被隔离了半个世纪。社会上和自然界流传的病毒、细菌，他自幼没有接触过，完全没有免疫力，这时一旦暴露在正常社会环境中，他就有可能感染这些病菌，如结核、水痘等，从而很快患病而死。

好在，朱文圭算是善终，其子孙也逐渐跟普通人家融为一体，虽谈不上显赫，但温饱不成问题。在明末清初的乱世中，朱家的显贵但凡有点头衔的，大都被大顺军或清军屠杀殆尽，而朱文圭的后人默默无闻，估计反而能活下来不少。此情此景，建文帝或可含笑九泉了。

悲情太子，英年早逝

说起帝王之家，很多人的印象都比较单一：纨绔子弟层出不穷，骄奢淫逸，不学无术。

中国历史上下五千年，帝王乃至权贵之家多如牛毛，大多数人才具平庸，并过着饭来张口、衣来伸手的钟鸣鼎食般的日子，这是事实。不过，也并非所有人都是坐吃山空的无能之辈。

太子、王子、世子们是否成才，很大程度上与家人（尤其是父亲）有关。如果父亲是杀伐果断的军人或平庸的守成之君，那么他们的后代多半是酒囊饭袋；相反，如果父亲是很出色的多面手，那么其后代有很大机会成为才能非凡的人中龙凤。之所以会这样，一方面由于天赋基因的遗传，另一方面是基于家庭环境的熏陶。

大家都知道建安风骨，知道曹氏父子在中国古代文学史上地位卓然。曹操固然是一代枭雄，但诗文雄健而气魄深远，在他的教育下，曹丕、曹植兄弟尽管没有杰出的政治才华，但文采风流却是独步一时的，曹丕甚至还是杰出的文学理论家。

南北朝时期，历史的混乱局面让后人唏嘘不已。不过，这个时代涌现了大量的文学天才，让满世界的浑水突然呈现出一股清澈的涓涓溪流，沁人心脾。

萧统就是其中之一。他是南朝梁武帝萧衍的太子，史称“昭明太子”，曾主持编纂中国现存最早的诗文总集《文选》，又称《昭明文选》。此书选录了先秦至南朝梁代八九百年间一百多位作者的七百余篇各种体裁的文学作品。如果没有这本选集，历史上很多杰出文学家的作品很可能就散佚，那样无疑会成为文学史上的重大损失。我们后人得以窥见那些文学宝藏，真的感谢萧统的选编之功！

作为梁朝的开国皇帝，梁武帝本人除了军政能力不俗之外，在文学上也颇有造诣。他的诗写得非常优美，如“河中之水向东流，洛阳女儿名莫愁”这样的七言佳句传诵后世。同时，他也喜欢书法，无论草书还是隶书，都写得流畅有力。另外，他还棋艺超群、精通音律。

萧统一岁时就被册封为太子，在父亲营造的书香环境里长大，深得父亲文学情怀的浸染，故而热爱文学，也热衷于传播文学，身边也聚集了一大批文人雅士，这些得天独厚的条件使得编撰《文选》水到渠成。至于他的创作能力，也是可圈可点的。

他的《有所思》这样写：“公子远于隔，乃在天一方。望望江山阻，悠悠道路长。别前秋叶落，虽后春花芳。雷叹一声响，雨泪忽成行。怅望情无极，倾心还自伤。”

不知你能读出什么味道。

按照史书的说法，萧统简直就是男神级别的人物。他读书时，“数行并下，过目皆忆”“三岁受《孝经》《论语》，五岁遍读《五经》，悉通讽诵。性仁孝”。年十二能参与司法断案，而且他极其反对奢靡之风，甚至在百姓受灾时，他还会主动开仓赈灾，并将府上的布匹分给灾民做衣裳。

可惜，这样品学兼优的人却没有继承大统的命。刚过而立之年，他居然英年早逝。梁武帝自然叹息不已，后来他活到85岁高龄，才在侯景之乱中离世，皇位传给萧统那才具平平的弟弟。

萧统是怎么死的?

《南史·卷五十三·列传第四十三》载："三年（531年）三月，（萧统）游后池，乘雕文舸摘芙蓉。姬人荡舟，没溺而得出，因动股，恐贻帝忧，深诫不言，以寝疾闻。武帝敕看问，辄自力手书启。及稍笃，左右欲启闻，犹不许，曰，'云何令至尊知我如此恶。'因便呜咽。四月乙巳，暴恶，驰启武帝，比至已薨，时年三十一。"

原来，萧统在早春时节泛舟湖上，采摘芙蓉，出于文人的雅兴，他的小船可谓雕栏玉砌，还让美丽的宫女掌舵。然而，可能那天湖面忽然刮起一阵大风，女流之辈难当划船重任，总之，小船在剧烈晃动之后把太子萧统甩到了水中。溺水的萧统很快被湖水淹没，众人大惊失色，好在人多力量大，终于把萧统救了上岸。由于手忙脚乱，在施救过程中，萧统大腿受伤。此后，他就一直卧病在床，身体每况愈下，为了不让父亲揪心，他甚至一直隐瞒自己的病情。然而，羸弱的身体终究抵抗不住病魔的侵袭。一个月后，太子便与世长辞。

什么病会把正值青壮年的太子置于死地呢?

从事情的经过来看，他的死亡与溺水直接相关。那么，症结是不是因为大腿受了伤呢？

要知道，水中施救，一般不会触及锋利的工具，萧统的伤势很可能不是腿部的开放性创伤，因此，不存在伤口感染导致的迁延不愈而死的情况。如果在大力拖拽的过程中碰撞到石头之类的坚硬物体，他倒有可能骨折，但一般来说，骨折并不容易致死。骨折的并发症是下肢深静脉血栓形成，或者骨折断端的脂肪组织随血液回流心肺，两种情况都能诱发肺栓塞，这的确非常凶险。但是，这种急症通常来得比较早，一旦发作便来势汹汹，很难形成一个月期间看着病情逐渐加重、继而缓慢死亡的过程。

由于史料不详，笔者只能大胆推测，萧统的病死与溺水过程中吸入大量的湖水有关。

人在仓促落水时，由于突发恐惧，往往手足无措，哪怕平时精于游泳的人，在深不见底的水中遇险时，往往也难逃厄运。湖面、海面当然不是泳池能比的。水流速度和海湖的深度都是致命的。在一刹那间，大量的水会涌进他们的鼻腔、口腔，使其迅速窒息，这时大脑的供氧会短暂停止，遇难者也就很难有意识地自救。

虽然太子被紧急救上岸，人们经过胸部按压把脏水从他的口鼻中挤出，太子经历短暂晕厥后暂时苏醒过来，但也已奄奄一息。

水除了进入食道、胃肠之外，也会涌进人的气管和肺泡，这是水下窒息的元凶。吞了几口水到肚子里，未必会发生什么不测，虽然水质不干净，携带的病菌、寄生虫会导致胃肠感染性疾病，不过相对没那么凶险，而且寄生虫的入侵更是一个长期的过程。

比较可怕的反而是脏水进入人的肺部，也就是呼吸系统。由于古代没有吸痰装置，更不会有支气管镜，那些脏水异物在气管和支气管内是很难像经胃肠道那样自然排出体外的，由此这些异物便会在肺部聚积，继而诱发肺部感染，患者咳嗽、多痰、发热在所难免。古代也没有抗生素帮助人类消灭细菌，很多感染性疾病考验的其实是人的体质底子厚不厚、抵抗力强不强，少数强者能熬过去，多数人只能在病魔的吞噬下，一步步走向死亡。

昭明太子萧统，有可能就是这样英年早逝的。

回过头来看，萧统在去世前的心情其实是郁闷的。原来，他刚刚经历了和父亲的冲突，有人诬告太子用埋“蜡鹅”的“厌祷”的方式（类似下降头之类的诅咒）企图谋害他父皇。对此梁武帝居然信以为真，对太子训诫了一顿，二人从此貌合神离。这很像汉武帝晚年的“巫蛊”事件，虽然梁武帝不像汉武帝那样与儿子兵戎相见甚至升级为惨绝人寰的家庭悲剧，太子也没有因此被废，但萧统恐惧、忧愤的心思就此而生，成为一生挥之不去的阴影。在这种情绪的干扰下，太子的精神状态和身心健康都会受到严重打击，对疾病的抵抗力自然就更弱了。

有人说，如果萧统能继承皇位，那么梁代乃至南朝的全部历史将会彻底改写，梁朝很可能不会成为短命王朝，像侯景之乱那样生灵涂炭、自相残杀的惨剧极有可能不会发生。这样说未免有拔高萧统之嫌。历史无法假设，文学跟政治毕竟是两回事。

文学家或文学痴迷者当皇帝，继而成为庸碌甚至失败帝王的例子比比皆是。很多人当皇帝前和当皇帝后，完全是两副不同的嘴脸，没人能够预知。

再说，萧统的父亲梁武帝，身子骨极其硬朗，一口气活到 85 岁，成为罕见的高寿帝王。他死的时候，如果萧统还在世，也已 48 岁了，在一千多年前医疗水平落后的南北朝，人们的平均寿命很短，帝王也如此，就算不出现溺水意外，萧统肯定就能活到不惑之年吗？

瘐死的秘密

清代的“桐城派”在中国古代文学史上占有重要一席，其代表人物之一是方苞。他之所以名垂青史，一方面固然得益于学富五车、才高八斗，另一方面在于他生逢所谓的康乾盛世，人生高低起伏，经历劫难而九死一生，阅历非比寻常。

方苞曾在康熙晚年无辜地被卷入“《南山集》案”。这种恐怖的文字狱并非乾隆的创举，实际上其祖父康熙年间已大行其道。方苞仅仅为那本文集做了序言就被牵连，虽未判死刑，却也要熬上几年的牢狱。

坐牢而已，怎么就“九死一生”了？难道那时候的牢房也有打打杀杀的黑社会？

非也。听听方苞出狱后在《狱中杂记》里的追忆吧。

“康熙五十一年（1712 年）三月，余在刑部狱，见死而由窦出者日四三人。有洪洞令杜君者，作而言曰，‘此疫作也。今天时顺正，死者尚稀，往岁多至日十数人。’”

方苞后来得知，疫病很容易传染，而染病的人，即便是他的亲属，也不敢和他一起住。狱中有四间牢房，没有开窗，可是关押的犯人经常有两百多人。每到傍晚，狱卒落了锁，犯人大小便也都被迫在封闭的牢房里进行，脏物同食物混在一起。

监狱里还有个老规矩，天亮了才开锁。三更半夜时，活人经常跟死人脚靠脚、头挨头地躺着，无法避开。如此肮脏混乱的环境，焉能不发生传染疾病？

中国旧时的牢狱，由上古至清朝，大致如此，名为监狱，实际上是人间地狱。能从里面转一圈又回归正常社会，实属不易。

不信？再看看文天祥对牢狱的描述吧。

文丞相自从在五坡岭（今广东省汕尾市海丰县）被元军逮捕后，凄怆地渡过了伶仃洋，绝食八天而不死，后被押解至家乡附近，他自忖不能死于故邑，便恢复了生的念头。后来，文天祥在元大都（今北京）坐牢三年，屡次不屈于忽必烈的软硬兼施，最终遇害。

在他的《正气歌》中有这样一段关于牢狱的记载："坐一土室。室广八尺，深可四寻。单扉低小，白间短窄，污下而幽暗……雨潦四集，浮动床几……涂泥半朝，蒸沤历澜……仓腐寄顿，陈陈逼人……骈肩杂沓，腥臊汗垢……或圊溷、或毁尸、或腐鼠，恶气杂出。"

监狱里的一切肮脏、恶劣，被文天祥归纳为七气，他一人独以浩然正气抗之，坚贞不屈，可歌可泣。

其实，像方苞和文天祥那样不被牢狱折磨致死者，已属幸运儿。历史上，死于牢狱，有个专门词语，曰"瘐死"，或疾病或饥寒，更要受刑罚的皮肉之苦。《汉书·宣帝纪》援引汉宣帝的话："死者不可生，刑者不可息。此先帝之所重，而吏未称，今系者或以掠辜若饥寒瘐死狱中，何用心逆人道也！朕甚痛之。其令郡国岁上系囚以掠笞若瘐死者所坐名、县、爵、里，丞相御史课殿最以闻。”这也彰显了宣帝的仁爱。

一代名将周亚夫是狱中绝食而死；一代史官班固是狱中受殴打致死；受严嵩牵连的抗倭功臣胡宗宪是狱中自尽而死（其实并未定罪）；忤逆顺治帝的努尔哈赤之子阿济格是狱中被赐死。

然而，更多的无名之辈或显赫人物是死于狱中的疾病，特别是传染病。

比如，明朝的权臣石亨。“土木堡之变”后英宗被俘，他曾是于谦的得力助手、京师保卫战的股肱干将，却在后来成为迎立明英宗复辟、杀害于谦的主谋之一。如今，北京建国门附近的外交部街就是石亨旧居所在地。这个地方原来的名称叫石大人胡同，因武清侯石亨的宅邸在此而得名。

石亨此人晚年嚣张跋扈，最终被弹劾下狱，瘐死狱中。

近代著名革命宣传家、《革命军》一书的作者邹容，亟言排满反清。因应清政府要求，租界判其有期徒刑，两年后死于狱中，年仅 20 岁。

他们，很可能都是死于疾病。

监牢之内，蛇虫鼠蚁与污水、排泄物横行，再加上空气不流通，饮食又差，自然滋生疫病。这里介绍一种很常见的传染病，即钩端螺旋体病。此病与老鼠密不可分。

钩端螺旋体属广义的细菌，具有细密、规则、数目较多的螺旋结构。菌体一端或两端弯曲呈钩状，因而得名。它的外形不是直的，而是弯曲成弧状或螺旋状的，显微镜下甚是吊诡、恐怖。

钩端螺旋体病是由钩端螺旋体类细菌引起的感染。患者可能无症状或表现为头痛、肌肉疼痛、发热，也可能出现严重的肾衰竭、肺出血或脑膜炎。

钩端螺旋体种类繁多，共有十余种途径能感染人类，比如牛、猪、犬等家畜与猫、狗、鼠等野生动物，都可能传染钩端螺旋体病，最常见的宿主是啮齿目动物，特别是鼠类（如黑线姬鼠、黄毛鼠、黄胸鼠、褐家鼠等）。

动物可能在感染钩端螺旋体后本身无特殊症状，但会造成肾脏的慢性感染，并经尿液大量排菌。钩端螺旋体病通常由染病动物的尿液或被染病动物尿液污染的水源传播，当尿液或被污染的水源接触到皮肤上的伤口或眼睛、口腔、鼻腔，甚至阴道等黏膜表面时，便可能导致患者感染。

此外，进食受污染的肉类或奶制品也可能染病。钩端螺旋体病造成的并发症很多，在古代，人们没有抗生素可以与之对抗；甚至在今天，这种病也常常被漏诊。其后果之一，就是肾脏急性衰竭，患者迁延不愈，直至无尿而死。

正因为古代监牢环境恶劣、医疗落后，瘐死的人不计其数，很多还是未被正式判刑的“嫌疑犯”，由此便滋生出古典人文主义关怀。元丰二年（1079 年）正月，苏轼在知徐州时撰写了《乞医疗病囚状》的奏议，这是重要的法律文献，体现了他的恤狱思想。

其实，方苞和文天祥们没有死于狱中，并不是“天地有正气”所能解释的，多少还有运气成分，比如当时可能未流行严重的传染病，或者他们具备出众的体质，抵抗力强大，意志坚强。试看，方苞和文天祥入狱时都是四十几岁，正值壮年，估计身体还算强健。而文天祥更曾有绝食八天而不死的记录，可想而知，他的体质很好，求生欲望在潜意识里仍然是很强烈的。

所以，一个人在大难中的生死，一方面是看疾病是否凶悍，另一方面也要看这个人的心理和体质是否健康和坚韧。比如苏武，他在荒凉的匈奴异邦被囚禁 19 年而不死，归来时白发苍苍。他肯定得过疾病，肯定到过濒死的边缘，但终究在跟死神的竞赛中胜出，成为千古英雄。

第7章

营养与疗养，我们因何活得比古人好

乾隆时代的“纯净水”

当下，对喝茶颇为讲究的朋友，都非常关注泡茶之水的质量。而两百多年前，处于帝国“盛世”的乾隆皇帝，更是对饮用水的追求达到前无古人、估计也后无来者的程度。喝茶用好水，仅仅是他日常生活中的一个必备项目；除此之外，做饭、喝汤、洗浴的用水，他也是费尽心机。

我们用穷奢极欲来形容乾隆的生活并不为过。大规模的木兰秋狝，原本是塞外练兵演习的手段，到了乾隆手里，完全成了围猎、郊游的狂欢节，虽然他也像模像样地在当地接见蒙藏宗教领袖；而圆明园原本只是京郊别墅，到了乾隆手里，又成了世界历史上最奢华的离宫别苑和珍宝仓库！

在用水方面，乾隆倒是沾染了一些近代的“科学知识”，他似乎对水的轻重很有研究。据他自己写的《御制玉泉山天下第一泉记》一文介绍，好水必须“其味贵甘，其质贵轻”“其质之轻重分泉之高下焉”。于是，他特意命人制作了一具银斗，称量同样含量下全国多处名泉之水的重量。他惊讶地发现：“京师玉泉之水斗重一两，济南珍珠泉斗重一两二厘，扬子金山泉斗重一两三厘，则较玉泉重二厘或三厘矣。至惠山、虎跑则各重玉泉四厘，平山重六厘，清凉山、白沙、虎丘及西山之碧云寺各重玉泉一分。”由此，这个“伟大”的实验结果让乾隆深信：北京郊外玉泉山的泉水是最轻的，全面胜出！

也许是自幼深受儒家文化的影响，还有古典文学的熏陶，乾隆还认为世界上最轻的水应该是雪水，可惜“雪水不可恒得，则凡出山下而有洌者，诚无过京师之玉泉。”比来比去，还是使用玉泉之水最理想，使用最方便。

古人对露珠也情有独钟。清人赵学敏在《本草纲目拾遗》中认为“荷叶上露”有“明目、下水臌气涨、利胸膈、宽中解暑”的功效，尤其以三伏天里的“伏露”为佳。乾隆驻跸圆明园时，便命人采集新秋荷叶上的露水，在荷亭烹茶饮之，作诗记之，视为无上享受。

那么，这些泉水、露水，真的有什么神奇的功效吗？

乾隆对泉水的评价，隐约可以看出他有追求蒸馏水或纯净水的欲望。

北京玉泉山的泉水比济南等地的名泉之水更“轻”，如果乾隆的实验数据准确，也只能说明玉泉所含的矿物质和微量元素，其重量或密度低于其他名泉而已，并不能说明玉泉就一定比别的泉水更干净、清澈，也不能说明它里面的矿物质种类的多寡，更无法鉴别哪一种泉水的微生物（比如细菌）更少。当然，乾隆那个时代的中国人对这些物理、生物知识还是一无所知的。

为什么玉泉山的水就是泡茶最好喝？也许是某种文化理念先入为主地主导了乾隆的味觉。他一旦说好，下面的人大概也从心理上无比认可。这不就像是现代人找名人做广告吗？又或者，玉泉的确含有某种特殊成分，可令茶色更醇厚、茶味更浓郁。但是，这些成分就一定与健康有关吗？有许多人认为山泉水，特别是名泉的水，很有养生价值，并且对健康有益处，然而实际情况果真如此吗？

山泉水通常来自地表下几米到十几米的浅层地下水，虽然我们肉眼看，觉得山泉水清澈见底，用手触摸觉得清凉透心，但不可忽略的是，许多山泉水都含有会影响人体健康的重金属（乾隆时代没有太多工业，重金属可能没那么多）和有机物。

其实，饮用水要从色度、浑浊度、气味、pH 值、耗氧量、含铁量等指标来评定优劣，这些指标都是不能仅仅凭借水的外观和口感就能判定的。因此，山泉水是否适合饮用，还是要对水质的感官性状、微生物学以及放射性等指标进行检测。目前，通常只有商业化开采的山泉水才会进行检测。因此，其他山泉水的饮用安全性完全没有保证！

此外，许多山泉水富含矿物质和二氧化碳，这些成分可能有缓解一些疾病症状的功效，但水底的泥土则含有大量的细菌、真菌、寄生虫等有害物质，可以说山泉水里的有害物质基本上都是超标的。就算普通加热蒸煮，有时还未必全部杀死有害微生物。

话说回来，乾隆追求“纯净水”，这个理念并没有错，至少这样的水在当时能最大限度地保证其安全性。

假设玉泉山的水就是古代的“纯净水”，是最纯粹的 H_2O，长期只喝它，对健康就一定有益吗？

世界卫生组织发布的论文集《水中的营养》明确提到，不论饮食结构如何丰富，人体始终需要从水中摄取一定比例的矿物元素，长期饮用过滤掉其他化学成分的纯净水，会造成较大的营养成分缺失，导致人体只能摄入少量或无法摄入钙和镁，对肠道黏膜、新陈代谢和矿物质动态平衡或其他人体机能的正常运作造成负面影响。自然水体中含有钙、镁、钠、钾、碳酸氢盐、硫酸盐、硅、锌等多种溶解性矿物离子，它们是生物利用率良好的优质矿物质来源，对膳食可起到补充作用。特别值得注意的是，中国人的膳食结构中最缺乏的就是钙和镁！

但凡事过犹不及，倘若长期只喝矿泉水，那肯定对健康也不利，容易罹患肾结石等慢性疾病。充足的水对健康至关重要。作为现代人，你可以购买台式蒸馏器在家自制纯净水，也可以购买蒸馏水。当然，膳食要注意营养均衡和多样化，适当时候也可以喝淡矿泉水作为补充。

如果说乾隆追求玉泉山最“轻”之水还含有某种合理性，那么他幻想中的露水神效简直就是无稽之谈了。

露水是稀薄的小水滴。由于早晨气温较低，当物体的表面温度低于露点时，汽化的水分会液化成液态，凝聚在物体（如树叶或草）表面，形成露水。因其形态经常凝结成珠状，所以也被称为露珠。视觉上，露水晶莹可人。

在传统文化中，露水经常同纯净、生机勃勃联系在一起。不过，从它的形成过程看，实在乏善可陈，并不比雨水“高贵”多少。雨水中含有的脏东西，它也一应俱全。

乾隆应是受到汉武帝的“启发”。《资治通鉴》载，武帝命人“作承露盘，高二十丈，大七围，以铜为之，上有仙人掌，以承露和玉屑饮之，云可以长生”。几百年后，魏明帝曹叡仿效了这一做法，直接把铜人从长安搬到了洛阳。然而他只活了 33 岁。

而乾隆仍旧推崇千年前古人的喝露行为，实不明智。

皇帝的思想都没有与时俱进，更不要说暮气沉沉的封建王朝了。乾隆去世 40 年后，英吉利的坚船利炮就轰开了早已僵化腐朽的东方古国的大门。

李鸿章“代言”的牛肉汁，你敢喝吗

若谈起近代以来，曾经引领时尚的人，你会想到谁？也许是那些敢于成为照相机前被拍照对象的勇者，也许是那些留洋或奔赴东南亚的华侨，也许是玩电灯、骑自行车的末代皇帝溥仪。不过，这些人的影响力跟一位晚清重臣相比，实在是小巫见大巫，这个人就是李鸿章。

提起李鸿章，大家都很熟悉，他是中国近代史上举足轻重的大人物。生于1823年的李鸿章堪称政坛不倒翁，不过不要以为他留着辫子、挂着稀疏的长须，就一定是呆头呆脑的腐朽酸儒，其实，李鸿章的视野远比同时代的大多数清廷君臣都要开阔，更不要说跟平民百姓相比了。他对新事物的接受程度很高，否则，他又怎能扛起老师曾国藩倡导的“洋务运动”的大旗那么多年呢？

有资料显示，李鸿章晚年常饮用“瓶装水”，这种水据说还是进口自荷兰。当时的中国没有普及自来水管道系统，井水或泉水是富贵人家的水源，至于中下层民众，有时恐怕只能选择污浊的河水了。李鸿章肯定被具有现代文明意识的人“点化”过，方才得知水质需要净化和加工处理才安全。与此同时，皇室成员还在迷信北京玉泉山的泉水天下第一呢。

又有资料显示，李鸿章其实身边一直有西医，这些人大多是洋人，作为私人家庭医生，陪伴李鸿章走到生命的终点。他最终“吐血”而死，以前我考证过，或因肝硬化、食道静脉曲张破裂导致呕血，或因支气管扩张致使咯血，病情的严重性应该超过了当时的医疗水平，欧美的现代医疗技术也无力回天。而李鸿章这样从旧学和传统中走来的人，虽然接触了很多现代技术，但对传统中医疗法也不至于完全排斥。他最终活了 78 岁，在那个年代算是高寿了。想必他在医疗养生方面接受西医理疗的同时兼顾传统的食疗观念，是其中一个重要因素。

学者姜鸣提道：“李鸿章是某些西式补品的拥趸。”他援引四川总督刘秉璋之子刘声木的记载：“李鸿章晚年颐养之品，只日服牛肉汁、葡萄酒二项，皆经西医考验，为泰西某某名厂所制，终身服之，从不更易。牛肉汁须以温水冲服，热则无效，葡萄酒于每饭后服一小杯，以助消化。”

这里提到的“牛肉汁”是什么东西？真能延年益寿？

其实，“牛肉汁”或“牛肉精”在李鸿章书信中常有出现，比如他在给儿子李经方的信中说：“伯王前索牛肉精，寄去四盒，其太福晋（正妻）老病，当合用，恭邸（恭亲王）要野白术，寄去二斤，或亲往送呈，或专弁交，汝酌办。”又说：“孙燮臣（孙家鼐）函索牛肉精，寄去两盒，专弁送交。”

无独有偶，一百多年前英国的《伦敦新闻画报》报道李鸿章访问俄、英、美等国时，配了一幅石印版画，带有漫画性质，图中的李鸿章在安排工人装运带回中国的英国商品，其中除了维多利亚肥皂、雷明顿打字机外，还有就是目前仍在市面上销售的保卫尔（Bovril）牛肉汁！

位高权重的李鸿章，成功带火了这款产品，帮其打开了在大清的销路。如果那时候有直播带货，说不定李中堂能赚个盆满钵满。

这款李鸿章“代言”的英国保卫尔牌牛肉汁，现在在淘宝上仍能找到！据说，香港以前的茶餐厅把它当调味料使用，冲水后叫牛肉茶。我没试过，但听说早已式微了。

李鸿章是否本人就使用过同款产品，现已不得而知。但至少，他有用过牛肉精，也觉得值得推荐。而保卫尔公司也运用了名人效应，对外推销其产品而已。这是老牌资本主义国家的成熟商业技巧。毕竟，如果普通消费者能喝到名人同款，多少都会感到荣幸。

相传，1865 年，德意志的李比希男爵（Justus von Liebig）创制了一种汤料，是用水浸泡生牛肉，滤出汁液后煮沸，让水分蒸发，再将残渣压成方块。后来普法战争爆发，为完成拿破仑三世的军方订单，苏格兰人庄士敦（John Lawson Johnston）根据男爵的方法，改良并研制了一种被称为“庄士敦液体牛肉”的产品，即将牛肉加工成厚稠的流质浆液，称为“保卫尔牛肉汁”，并成功推向市场。

保卫尔牛肉汁装在琥珀色的玻璃瓶子内，可用热水或牛奶冲饮，也可作为汤、炖品、粥的调味料，或者直接涂在面包或吐司上。说白了，这原本只是提供给士兵补充能量的军需品，却阴差阳错地成为“养老抗衰”的滋补品，而且价格高得令人瞠目结舌，非寻常人家可享用的。

那么，清朝的显贵们是怎样服用牛肉汁的？在同治、光绪两位皇帝的老师翁同龢日记中有记载：“早起服牛精汁半匙，鸡汤兑，一匙汁十二匙汤”。

牛肉汁在达官显贵中大行其道，可能得益于“汁”与“精”的概念互换。一个精字，就裹上了深厚的文化内涵。晚清学者吴汝纶说，牛肉汁“即牛肉之精华也。缘天下至养人之物，无过牛肉。”

这东西到底能有多大功效？

牛肉固然营养丰富，这个毋庸赘言，但对于牙口不好的老年人和身患重病的人（比如只能留置胃管进行全流质饮食的患者）来说，靠咀嚼来食用牛肉是很困难的。另外，传统医学认为，胃力不足，不能吸收牛肉这样的滋补之品，对应现代医学，就是说老人或重病人士，其消化系统的蠕动和吸收功能大为减弱，对食物的利用效率不佳，而且过度进食固体还会导致胃肠功能紊乱。

牛肉汁在权贵阶层流行起来。不过，是否它真的就能像吴汝纶说的：“进牛肉精一匙，则其养血助力之功，足抵平人服牛肉七八两之用，而吾胃仍安然不劳”？

从制作工艺来说，牛肉汁和大家更为熟悉的鸡精一样，并不是肉的“精华”，只是肉的“部分营养”而已，因为这毕竟只是水溶性养分——氨基酸、核苷酸为主。好吸收、食用方便是最大的优点，但并不等于营养都集中在了这些汁液中。就汤渣来说，许多蛋白质依然留在这些固体里，而汤汁或牛肉汁的蛋白质也只是保留一部分而已。

这里顺便说下老火汤的事。虽然我是粤人，虽然我不否认老火汤的鲜美，但科学就是科学。从营养学角度看，汤的营养价值并没有想象中的那么高，甚至盲目多饮还有副作用。比如，在鱼汤、骨头汤、肉汤的熬制过程中，虽然会溶解出少量的蛋白质，但同时也会溶解出制造鲜美效果的脂肪和嘌呤，过多摄入肯定不健康。如果只饮汤水、不吃渣（比如肉渣），就相当于扔掉 90% 以上的蛋白质，但饮进去不少的嘌呤、脂肪和盐，这对养生来说完全是本末倒置、适得其反！长时间煲汤不但会使食材的营养流失，还会导致汤中嘌呤、脂肪含量升高，不利于健康。

话说回来，对健康人士或牙齿没有问题的朋友来说，喝牛肉汁不如直接吃牛肉，只不过现代医学认为牛肉的脂肪过多，而当下牛肉汁的加工过程可以滤掉部分脂肪。若问牛肉汁或鸡精之类还有什么特殊优点，那就是支链氨基酸的含量比较集中，对运动员或体力劳动者消除疲劳有些许帮助。

其实，对虚弱或重病缠身的人，尤其是老年病人来说，他们最需要的不是牛肉汁提供的营养素，而是“热量”和“蛋白质”，如果依然幻想“浓缩就是好”这样的想法就未免幼稚了。“热量”和“蛋白质”，在目前的医疗市场可以找到替代品，比如类似奶粉的某些营养素等，但绝对不会首选牛肉汁和鸡精。至于李鸿章生活的年代，人们的选择很少，如果生命力真到了亏空损耗甚至油尽灯枯的地步，似乎也找不到比牛肉汁更好的营养补充剂了。有总比没有强，这也许就是李鸿章长寿的部分原因吧。

必须承认，百年前积贫积弱的中国，上至国家制度和国防重器，下至个人养生和身体保健，任何一个子民都缺乏保障，那么披着神秘外衣的外国牛肉汁，就成为当时国人幻想中的绝世补品了。

帝王茹素真能长寿吗

历史上的帝王，长寿者非常少。所谓人生七十古来稀，能活过 70 岁的帝王寥寥无几。本来随着科学技术和生产力的发展，人类寿命应该逐步延长才是，但从宋朝开始直到清朝结束，上千年间，帝王们的寿命不见得有多少“长进”，年逾古稀者只是明太祖朱元璋和乾隆帝而已。

然而，奇怪的是，除了乾隆，年过八旬的两位帝王都出现在一千多年前的“中古时期”，一位是南北朝的梁武帝萧衍，一位是唐代的武则天（曾建立武周政权，后取消，是中国历史上唯一的女皇帝）。

更奇怪的是，这两位都是虔诚的佛教徒，都主张茹素，即坚决不沾油腥、只吃素食。梁武帝活到了 85 岁，如果不是遭遇侯景之乱，被囚禁而生活状态严重受干扰，也许会更长寿。武则天活了 81 岁，如果不是遭遇神龙政变，自己被迫下台，心情抑郁，也许会活得更长一些。

相传，佛教传入中国之后，最初的僧人并不忌讳荤食，但自从梁武帝痴迷佛教后，这戒荤的习俗便在我国佛教徒中传播开来，并约定俗成，甚至喝酒都不允许。

武则天就更厉害了。如果说作为男人的梁武帝还多少有点仁政风格，处事方式相对温和，为人没那么锋芒毕露，作为女性的武则天恰恰相反，她雷厉风行，有时还心狠手辣，为了达到政治目的，连亲儿子都不放过，可偏偏她笃信佛教。于是，她制定的政策就让人瞠目结舌。

我们无从得知武则天本人的饮食习惯。但是，她可能是茹素的实践者，至少在一段时期内坚持过。因为，相传她在全国范围内实行过禁屠令。

唐代禁屠一般都是在某些重大礼仪活动期间实施的，是临时性的，但武则天试图将禁屠常态化。这实际上无法执行。因此，这种一拍脑袋的禁令要么是武则天一时兴起的草率决定，试过之后就不得不放弃；要么是后人刻意对她的丑化，压根就没发生过。试问，一个成熟的政治家，即便个人信仰再特殊，也不至于让国家的经济民生出现人为的天翻地覆吧？

曾经有一段时间，人们认为茹素可以更健康、更长寿。这种观点主要发生在西方。当然，西方人大多不知道梁武帝和武则天，不然这两位东方的帝王就成为他们推销这种观点的代言人了。

十几年前，《时代》杂志报道，美国罗马林达大学（Loma Linda University）针对七万多名男性与女性进行过相关研究。在 2002—2007 年，研究人员征求志愿者，进行了长达五年的追踪调查，研究结果显示：茹素的人死亡风险较不茹素的人低 12%。

研究者还得出这样的结论：若依据不同吃素类型进行分析，

相比不吃素的人，纯素食者的死亡风险低15%，奶蛋素者低9%，鱼类素食者（只吃奶、蛋、鱼类）低19%，半素者（除红肉外，其余都吃）低8%。

这背后有确切的医学原因，研究结果无法解释。当时的研究人员推断，红肉含有饱和脂肪酸与胆固醇，容易堵塞动脉。另一份研究报告指出，红肉含有复合肉碱，会被人体内的肠道细菌代谢掉，进而堵塞血管。

说来说去，还是心血管疾病的危险因素在造孽。真的是这样吗？

站在现代人的角度说古代的事，很多时候只能得出荒诞的结论。

难道说，古代人因为大多不茹素，所以他们难以长寿，而帝王亦然？当然不是这样，不要说古代，就算是半个世纪前的中国，一般平民吃一回肉都是难事，不要说大吃大喝，能温饱就不错了，肉食毕竟是奢侈品，肚子里的油水本来就少得可怜，吃肉吃出心血管疾病的情况在那时几乎很少发生。况且，心血管疾病的发病原因，至今只是推测，还没有完全令人信服的科学结论，光凭“胆固醇”就想解释全部病因？

作为医者，其实我也不相信！只不过，目前的医学指南要求把胆固醇控制到某个位点，医生必须执行而已。西医是讲究指南的，如果你不按照它的要求去做，那么出了医疗纠纷，法院就会根据你不执行指南而判你有罪！但我相信，一百年后，未来的医学很有可能否定当代对心血管疾病病因的认识。

古代帝王，坐拥举国财富，只要能找到的食材，只要他想吃，没有吃不到的。我也发现，清代帝王的菜单中，肉类占了很大比例。不过，他们去世的病因也是五花八门，并不能完全归咎于心血管疾病。

梁武帝和武则天的长寿，我认为首先是因为他们基因好、体质好、禀赋高，这是先天决定的。任何一个人的健康状况，都是先天和后天结合的产物。为什么有些人长期抽烟也没得肺癌，有些人没有不良嗜好却早早罹患癌症？

武则天之母杨氏四十多岁才生下武则天，本人年逾九十才去世，堪称奇人！而武则天先后为唐高宗生育了六个子女，最后一个是小女儿太平公主。太平公主的出生年份，史书上没有记载，但根据她的婚配年份和兄长的年龄推算，武则天生她的时候已经四十岁左右。从武则天的生育状况就能看出，此人的身体素质简直太棒了。就算她茹素，饮食上也有很多替代品作为补充，比如鸡蛋、牛乳之类。所以，武则天既有良好的基因，强悍的身体素质，又有顶级的营养支持，再加上信佛的人大多生活比较规律，不太会放纵自己，也不会主动接触刺激性很大的食物和饮品，这些都可以避免病从口入。再者，佛教徒一般会排斥道教，而道教最喜欢用所谓的“丹药”来延年益寿，这些含有重金属的丹药不知道要了多少帝王的性命。武则天和梁武帝既然笃信佛教，应该是不喜欢道教的，对丹药的接触机会极少。

实际上，长期茹素会面临一定的健康风险。相比鸡蛋、牛奶、肉类等动物产品，植物中的优质蛋白质含量少得可怜。即使是植物蛋白丰富的豆制品，也无法与动物蛋白相媲美。

如果动物来源的优质蛋白摄入量不足，免疫力就会下降，患病的可能性大大增加。此外，植物中的铁含量是很低的，而肉类含铁较多，长期茹素容易贫血，尤其是女性。

帝王有帝王的生活状态和服务条件，大众是比不上的，不要偏听偏信，轻易效仿。

长期茹素的确不是值得推荐的饮食方式，可以短期尝试，权当清理肠胃，坚持太久就容易出问题了。荤食毕竟是人类饮食中不可或缺的部分，只要吃得对，到底还是利大于弊的。

蔡襄的脚气

喜欢书法的朋友都知道“宋四家”的概念，这四人里面，有三位是容易记住的，分别是苏轼、黄庭坚、米芾，那么第四位是谁呢？

其实，这是一个文化史上有争议的话题。有人说是蔡京，就是《水浒传》里出现的那个北宋晚期的大奸臣！此人其实是个才子，不仅工于诗词，书法也是闻名遐迩。不过，蔡京贪腐弄权，且纵容宋徽宗享乐，史学家和民间对他的评价很差，《宋史》更是将他列入《奸臣传》，大加贬斥，民间也流传着“打破筒（童贯），泼了菜（蔡京），便是人间好世界”的歌谣。于是，很多人不愿将他列入书法四大家之列。毕竟，人品卑劣有损国家的文化形象啊！

是哪位填补了空缺呢？巧合的是，还是老蔡家的人。这位说不定还跟蔡京的父辈沾亲带故呢。蔡京是福建路兴化仙游（今属福建省莆田市）人，蔡襄也是此地之人，但年长蔡京 35 岁，是蔡京的族叔，也是宋仁宗时的名臣。

今天在澳门有许多姓蔡的朋友，他们大多为福建籍，其中有不少莆田人士，也许他们就是这两位的后裔。

蔡襄有不少传世书法作品，比如《脚气帖》。古代著名书法家的随意一封书信、一张便条，就能成为受后人追捧的收藏珍品。《脚气帖》是一封信札，全帖曰："仆自四月以来，辄得脚气发肿，入秋乃减，所以不辞北行。然于湖山佳致未忘耳。三衢蒙书，无便，不时还答，惭惕惭惕。此月四日交印，望日当行，襄又上。"此物几经辗转，现藏于台北故宫博物院。

作品为行草书，笔法精妙，行笔流畅，挥洒自如，当时就极受推崇，负有盛誉。北宋时，此帖就被收录《宋诸名家墨宝册》，自诞生起就是官方收藏之物！连苏轼都评价说："独蔡君谟（蔡襄，字君谟）天资既高，积学深至，心手相应，变态无穷，遂为本朝第一。"《宋史·蔡襄传》也称："襄工于手书，为当世第一。仁宗尤爱之。"可见，蔡襄的书法有着卓绝的艺术地位。

那么，他的"脚气"到底是怎么回事呢？

从《脚气帖》的原文分析，蔡襄的病原本不轻，搞得他差点行动困难。作品写于他"知天命"之年，朝廷以高官之职召他还京，他推诿的主要理由就是身体抱恙，具体表现就是"脚气发肿"。其实，蔡襄只活了 55 岁，晚年一直受足疾困扰，多次在书信中说"足膝日甚"，恐怕正是帖中所谓的"脚气"。

有人说，脚气病就是"香港脚"嘛！怎会如此严重，导致连官都不做了？

这么说大错特错！脚气与脚气病截然不同。脚气又叫足癣，是致病真菌感染足部所引起的。脚气的主要病原菌是红色毛癣菌；另外，还有絮状表皮癣菌、石膏样毛癣菌和玫瑰色毛癣菌等。脚气的临床表现为脚趾间起水疱、脱皮或皮肤发白、湿软，也可能出现糜烂或皮肤增厚、粗糙、开裂，并可蔓延至足跖及边缘，有时奇痒，伴有局部化脓、红肿、疼痛，甚至形成继发感染。当然，轻症者仅表现为皮肤瘙痒和异味。

脚气病则截然不同，是一种因缺乏维生素 B1 所引起的疾病。维生素 B1 又称硫胺素，是糖代谢过程中的重要成分，直接影响人体的神经传导。脚气病的早期症状毫不典型，如胃纳欠佳、腹部不适、便秘、易激动、烦躁、易疲劳、记忆力衰退、睡眠障碍、体重下降、精神萎靡、感官功能衰退、体虚，等等。似乎，这些病症并没有太多特异性。然而，随着病程加重，患者的心血管系统或神经系统会显现异常。

现代学者认为，这是常见的营养素缺乏病。若以神经系统表现为主，则称干性脚气病；若以心力衰竭表现为主，则称湿性脚气病。前者表现为周围神经炎，感觉和运动障碍，肌力下降，部分病例有下肢姿势异常或步态异常；后者则表现为软弱、疲劳、心悸、气急等，严重者会出现急性心力衰竭！

现代脚气病对应的是英文医学词语“Beriberi”，由僧伽罗语[①]引用而来，在僧伽罗语中是“不能不能”的意思，意思是病重得不能做任何事。这种带有现代气息的病名，跟古代中国有交集吗？

现代意义上的脚气病曾经在 19 世纪后期、20 世纪初期的

① 斯里兰卡主体民族僧伽罗族的语言，也是斯里兰卡的主要官方语言，属于印欧语系、印度语族。——编者注

日本被大量报道。当时的调查者发现，在以精制白米为主食的区域中，脚气病很常见。此种米食因为去除米糠，所以能增加保存期限，口感也更好，一度大受日本人欢迎，连日本军队都大量配备。但正因如此，祛除了硫胺素的大米就成为疾病的源头。日本兵大多家境清寒，为了节省饮食开支，他们往往只吃米饭充饥，较少食用新鲜蔬菜，最多也只是买一点盐、味噌等调味品佐饭，导致大范围出现营养缺失，于是不管是甲午战争还是日俄战争，日军有许多士兵都死于这种疾病，而非直接在战场丧命。直到 1925 年，科学家终于发现这种缺乏的营养素是什么。

不过，古代中国早有关于“脚气病”的记载，而且并非指真菌感染造成的“臭脚”。当然，古人并不知道具体病因。延至 20 世纪 20 年代以后，“脚气病 =beriberi= 维生素 B1 缺乏症”这一概念才慢慢为中国的医学界所接受。

按传统医学记载，晋代在岭南与江南地区就出现了一种被医家称为“脚弱”的疾病，到唐代蔓延至北方，并定名为“脚气”，其临床表现与近代医学所言的“脚气病”相似，但是否因缺乏维生素 B1，则是另一问题。后来，尽管宋、元的医学著作中不乏脚气之说，但实质却是概念混淆。

北宋后期的所谓“脚气”，更多的可能是指各种腰脚痛、关节痛等疾患。我们无法得知蔡襄的脚气病到底属于哪一种，甚至不能排除他有可能是服食丹药引发的慢性重金属中毒，从而导致下肢运动障碍。而且，他也可能是由于风湿或类风湿性关节炎，或者痛风发作引起的行动不便。

从“脚气发肿”的记载分析，蔡襄脚肿的可能性较大，这可能是下肢静脉疾病引起的；另外，也可能是肝肾功能异常，特别是进展到低蛋白血症之后所致。往最坏处想，他可能患有慢性心力衰竭，继而导致水分潴留[①]体内。心脏病的原因很复杂，在古代基本属于不治之症。

也许，蔡襄享年 55 岁，和心脏病、心力衰竭有关。

---

① 指液体、气体、分泌物或其他物质在体内异常积聚而不能正常排出或排泄的现象。——编者注

赵佗是因吃枣而长寿吗

一直很喜欢广州的越秀山，那里不仅有青翠的小树林、伟岸的镇海楼、斑驳的老城墙，附近还有一座彰显广州历史文化底蕴的南越王墓。2000 年，我到广州上大学，开学后参观的第一个景点就是这座神秘的南越王陵墓博物馆。尽管它的规模不能跟秦皇汉武的陵寝相提并论，但出土的文物足以让人浮想联翩：南越王赵氏的生活水平跟中原统治者真的不相伯仲，甚至他们享受的福祉可能有过之而无不及。

南越王墓即西汉诸侯国南越国的第二代国王赵眜（史料又作赵胡）的陵墓，又称南越文王墓。赵眜是南越国创建者、被称为“客家始祖”的南越武王赵佗之孙，其父即南越国太子赵仲始。赵佗去世时，太子已故，所以就传位给赵眜。

20 世纪 80 年代，考古学家在发掘南越王墓时，出土了两件奇怪的铜壶。它们外表平淡无奇，锈迹斑斑，人们以为只是普通的日用品，不料打开一看，居然发现尚存许多枣核，于是推测这些铜壶在陪葬时是装满了枣子的！

南越王如此钟爱红枣，连下葬时也要带着大量红枣去另一个世界享用。不过，岭南地区并没有土生土长的枣树。众所周知，华南地区（尤其是两广一带）是以出产各种水果而闻名的，不过红枣并不在此列。而且红枣是典型的北方水果，枣树在南方大多生长不良。今天哪怕种植技术比过去发达许多，也没听说广东有哪儿是大量培植枣树的。也许两千多年前，广东的气候和今天相比有很大出入，导致枣树容易栽种吧。

另外，南越王墓中出土的这些红枣会不会是从北方运过来的呢?

其实不然。距赵佗生活的年代约一千年的唐朝时期，荔枝等水果从南方运到长安，能保持新鲜都非常困难，中途为了快马加鞭，不知累死多少骑士和马匹。同样的道理，水果从北方跨越崇山峻岭运到岭南，保鲜也是难上加难，而且成本极高。

对此，我们千万不要低估古人的智慧，也不要低估皇室贵族为了那一口甜爽而“孜孜不倦”的努力。

21 世纪初，在南越国宫署遗址（今广州北京路街口）的考古工作中，人们从水井遗迹内清理出 100 多枚南越国时期的木简，主要是宫廷的记事档案，包括征收赋税、宫内赏罚、园林养护等内容。其中，有三枚木简居然提到了枣树。

简 68：“壶枣一木，第九十四。实九百八十六枚。”

简 69：“壶枣一木，第百。实三百二十五枚。”

简 90：“高平白（或甘字，或日字）枣一木，第卌三。实一百廿八枚。”

原来，南越国是有能力培植、管理枣树的。这些有编号的果木虽然产量低，但充分体现了赵氏对枣的痴迷。

两广一带的水果本就物产丰富，而赵氏对枣子却情有独钟，关键原因在于他们原是北人！

南越武王赵佗，恒山郡真定县（今属河北保定）人，南越国的创建者。他原为秦将，始皇帝统一六国后开始着手征服岭南、百越之地。赵佗遂随军南下。秦末大乱时，他即据险防守，既不出兵援秦，也拒汉军南下，其后兼并桂林郡和象郡，建立南越国，“和辑百越”，一度接受汉高祖印绶，臣服汉朝，成为藩属国，又一度与西汉交恶，甚至称帝。不管怎样，就促进民族融合与开拓南方而言，赵佗是有大功于中华民族的。按司马迁的《史记》记载，赵佗直到汉武帝建元四年（公元前137年）才去世。

可以想象，背井离乡的赵佗有着和普通打工者一样的心境，那就是对故土的眷恋。遗憾的是，他不能像平民一样在南北自由穿梭。政治身份决定了他在肉体上只能跟家乡一刀两断。

于是，家乡的枣树和枣子便带给他莫大的精神抚慰。河北、陕西正是枣子出产最好最多的地方。赵佗和他的子孙，望着郁郁葱葱的枣树（估计是来自北方的品种），尝着酸甜可口的枣子，那股流淌不息的情怀是何等复杂！

当然，吃枣不仅为了思乡，也不仅为了满足口感，枣的医用价值早就为古人所知。

马王堆三号汉墓出土的帛书《五十二病方》、甘肃武威出土的医简中，都有以枣、枣核等入药的实证。据说，张仲景《金匮要略》记载的262个药方中，有56方用到了枣、大枣、枣膏、酸枣仁等。大枣的用量有时一方可多达百枚。《神农本草经》载，枣能“安中养神，助十二经……补少气少津、身中不足、大惊、四肢重，和百药。”

现代医学发现枣富含蛋白质、胡萝卜素、维生素 B、维生素 C 及钙、磷、铁和环磷酸腺苷等营养成分，其维生素 C 含量在果品中也是名列前茅。环磷酸腺苷是人体细胞能量代谢的必需成分，能增强肌力、消除疲劳、扩张血管、增加心肌收缩力、改善心肌营养，对防治心血管疾病有良好的作用，也能促进机体修复。

为什么第二代南越王是赵佗的孙子而不是儿子？赵佗活了多大岁数？

有人考证，赵佗从始皇帝三年（公元前 219 年）[①] 作为秦始皇攻打南越的大军副帅，一直到汉武帝建元四年（公元前 137 年）去世，一共统治岭南 81 年。哪怕他出兵时只是毛头小子，去世时恐怕已经 100 多岁了。

《汉书 · 南粤传》载：汉文帝元年（公元前 180 年），文帝为了安抚南越王，对他们在北方的祖墓进行保护。赵佗甚为感动，在给文帝的复信中自称“老夫处粤四十九年”。有学者说，赵佗“历文帝二十三年，景帝十六年，至武帝建元四年，凡四十三年。即以二十余岁为龙川令（秦官职），亦一百十余岁矣。”

---

① 嬴政在位统治时期的纪年方式，分为秦王政纪年（前 246 年—前 221 年）和始皇帝纪年（前 221 年—前 210 年）。——编者注

人的寿命能达到一百多岁，不是不可能的。但是，西汉时期的人能活到一百岁几乎是奇迹中的奇迹，可能性极小。

不管赵佗生前多么钟爱枣子，多么注重保健，多么养尊处优，遗传体质多么优秀，在那个遥远的年代，医疗卫生水平如此低下，人活到八九十岁已经很难了，更不要说一百岁。毕竟，枣子等水果最多只是保健品，不是《西游记》里的仙丹。《金匮要略》就指出："生枣多食，令人热渴气胀。"而对本身体质属于"寒热羸弱"的人来说，枣子更是"弥不可食，伤人"。

两千多年前的广州，当时叫番禺，城市已经初具规模，但整个岭南估计还大多处于一片瘴气弥漫的森林地带，开发程度很低，适合人类居住的地方很少，风土病和传染病都相当严重。哪怕是一千年后的唐朝，贬官到了岭南也依旧对前途充满畏惧，认为那里是一片瘟疫频发的死亡之地！

由此可见，赵佗寿活百岁的难度实在太大了，最大的可能是史书记载有误，或者后人对赵佗父子的事迹张冠李戴，毕竟当时信息流通不畅，且南越国又处于相对封闭的状态。南越国被西汉消灭之后，很多历史档案毁于战火，相关信息早就湮没在历史的尘埃之中。只有那些珍贵的记载枣树管理的简牍因被扔在废井底而逃过了劫难，一直保存至今。

豆豉也能治病吗

2023年冬日，我跟澳门一众文友畅游惠州。那两天，正是寒流驾到之时，下车伊始，我们都冻得哆哆嗦嗦，个别朋友还出现了轻微感冒的症状。好在，宾馆内温暖无比，大巴车也是极度舒适，徒步走在景区内，大家裹上羽绒服，倒也没觉得难受。

惠州，已成为主打苏东坡名片的旅游城市。在这里，东坡居士的形象和影响几乎无处不在——从西湖到朝京门，从白鹤峰到东江，哪怕非景区的街巷，都能隐约感受到这位九百多年前的文化巨匠无穷的魅力。

那天我们逛了白鹤峰上的东坡祠。这是依山而建的仿古建筑，当年也是苏东坡故居旧址，如今只残存一口枯井，井边一缕青草仍然生机勃发。

一代文豪在惠州生活了两年多，留下的话题和美谈千年不尽。在祠堂附近，当地政府还新修了纪念馆，将他的生平，尤其在惠州的经历详细展现出来。苏轼除了文学造诣极高，书法和绘画也笔力不凡，此外作为地方官在解除百姓疾苦方面更是尽心尽力。

古时候，民生的最大困扰莫过于瘟疫。元祐四年（1089

年），苏轼任杭州知府，刚一到任就碰到了百年不遇的瘟疫大流行。杭州城里的大街小巷，到处是求医问药的穷苦百姓。苏轼招聘了医护人员，又在众安桥旁边找到了一处官家的院子，办起了一所名叫“安乐坊”的病坊。有人认为，这是我国历史上最早的“公立医院”。病坊建起后，苏轼立即派官员和医生分赴各小区救治病人，同时免费发放食品、药品。据《续资治通鉴长编》载：“作饘粥、药饵，遣吏挟医，分方治病，活者甚众。”

当年他在官场上春风得意，但被贬惠州时，情况完全相反，甚至比到黄州更恶劣。乌台诗案，宋神宗只是把他撵到距离京城不算太远的黄州，让他好好反省自己的言行，还想“以观后效”。然而，苏轼 59 岁时被政敌诬陷，由北方被贬到荒芜贫瘠、瘴疠横行的岭南之地——惠州，不但仕途尽毁，甚至可能危及生命。

当时的惠州可比杭州落后太多了！再说，岭南地区本身就开发得晚，不是山林就是荒野，人口也不多，自然灾害多发，而且民众时刻受到疫病侵袭的威胁。许多被贬官员都死在了贬所，柳宗元就是其中一位，难怪同时代的韩愈被贬广东潮州时就哀叹“好收吾骨瘴江边”了。

在参观的过程中，我们发现苏东坡到惠州不久，就目睹了惠州瘟疫流行，百姓缺医少药，又无钱医治，病痛难除。于是，这位没多少权力的贬官，想方设法施医散药。他告诉人们，“治瘴止用姜葱豉三物，浓煮热呷，无不效者”。[①] 但那时惠州无人

① 语出自苏轼的《与王敏仲书》。——编者注

做豆豉，也不产黑豆，他就写信托人从广州购进，一次就买黑豆三石，施舍的范围很广。

后来，他又开辟了药圃，据其诗歌《小圃五咏》所述，至少种有安神补气的人参、明目乌发的枸杞、清热祛头风的甘菊、解毒御寒的薏苡以及补肾生津的地黄，他将其布施给周边百姓，特别是老人。推广种植黑豆，想必也是他的主意。

奇怪！豆豉不是调味料吗？怎么能入药？苏轼懂医吗？

其实，中医是传统文化的重要组成部分，以易学为指导，而《易经》在传统文化中被尊为“五经之首”。启蒙教育后，古代读书人首先要学习研究的就是《易经》。古人称医生为“儒医”。儒者，读书人也，所以古代读书人了解点中医知识，以及具有中医修养，也很正常。

苏轼不仅写有很多谈医论药的诗文，还撰有医书《苏学士方》，记载了有关医药杂著及部分单方、验方及养生的内容，宋代一些名方验方就因苏轼的收集而得以保存至今。后人把《苏学士方》与北宋科学家沈括的《良方》合编成《苏沈良方》，如今已经是很重要的中医经典。

豆豉是具有中国传统特色的发酵豆制品调味料，以黑豆或黄豆为主要原料，利用毛霉、曲霉或细菌蛋白酶的作用，分解大豆蛋白质，达到一定程度时，用加盐、加酒、干燥等方法抑制酶的活力，延缓发酵过程而制成。但是，这能药用吗？

豆豉富含蛋白质、各种氨基酸、乳酸、磷、镁、钙及多种维生素，色香味美，也具有一定的保健作用，我国南北方都有加工食用。最晚在南北朝时的《齐民要术》中就载有制作豆豉的技法，以后历代食籍、药籍均有关于豆豉的记述。可见，豆豉在那些缺医少药的年代，作为药材也是有据可查的。

这类豆豉入药，准确的名称为“淡豆豉”，《名医别录》称其：“味苦，寒，无毒。主治伤寒、头痛、寒热、瘴气、恶毒、烦躁、满闷、虚劳、喘吸、两脚疼冷，又杀六畜胎子诸毒。”《日华子本草》载其：“治中毒药，蛊气，疟疾，骨蒸，并治犬咬。”《开宝本草》甚至说：“古今方书用豉治病最多，江南人喜作豉，凡得时气，既先用葱豉汤服之取汗，往往便瘥也。”显然，这些都是经验性用药，理论依据不充足，不一定经得起现代医学、药理学的推敲，而且豆豉也不会单独拿来治病，古人入药也是将它跟其他原料一起加工制成方剂使用。《药性论》载：“伤寒暴痢腹痛者：豉一升，薤白一握，切，以水三升，先煮薤，内豉，更煮汤，色黑，去豉，分为二服。”

其实在古代，由于医疗水平落后，药食同源、膳食防病的概念反而诞生得很早，推广也很快。

苏轼到惠州后，为了实现衣食自给，便开荒种地，种植蔬菜瓜果，基本解决了一家人的饮食困境。苏轼生性豁达，不以田间劳作为苦，在享受劳动成果的同时，将体力劳动视为怡情养性的一种方式。他在《雨后行菜圃》一诗中写道：“白菘类羔豚，冒土出蹯掌。谁能视火候，小灶当自养。”这里的“菘”是大白菜，中医认为有清热解毒、止咳化痰、通利胃肠、宽胸除烦、解酒消食、下气等多种功效。苏轼自然认为培植、进食白菘对身体大有裨益。

不过豆豉之类，在今天看来只是土方，作用有限，仅是聊胜于无，不可能单独抗疫，更不是神药。苏轼的红颜知己王朝云就在惠州因病去世，享年不过30多岁。如今，她的墓地就在惠州西湖畔的六如亭下，守候着丈夫千年不散的功业，以及镶嵌在这座千年古城里的音容笑貌。

古人如何治口臭

口臭，即使在文明高度发达的今天也无法完全避免，在古代自然更是常见的令人尴尬的顽疾。不管是文人墨客还是达官显贵，口臭都是难以避免的困扰。

《艺文类聚·卷十七》引应劭《汉官仪》曰："侍中刁存，年老口臭。帝赐鸡舌香，令含之。"这短短一句话，记载着古人医治口臭的绝招。

侍中，是皇帝身边的重要随从，出入宫廷，与闻朝政，为亲信重要之职。话说东汉时，有位叫刁存的侍中，年纪老迈，就有口臭，以至于皇帝对他的这个毛病都忍无可忍。试想，身边经常有个口气臭烘烘的老人对你喷口气和溅口水，确实令人难以忍受。而这位皇帝的名气还不小——汉桓帝刘志。没错，就是令刘备每每论及东汉颓势时"痛恨"不已的那位（见诸葛亮《出师表》）。此君昏庸无道，沉迷女色，直接为黄巾之乱埋下祸根，可谓东汉王朝的掘墓人，36 岁便纵欲而亡。值得玩味的是，他原本庙号"威宗"，而后世觉得他功德有亏，及至董卓当权时竟削去了他的庙号！

这样一个骄奢淫逸的昏君，会因为老臣的口臭让他感到厌烦就惩罚他吗？史官，他赐"鸡舌香"给刁存，还嘱他"含之”，意在治好口臭这个毛病。

据说，刁存获赠奇物，心里七上八下，继而汗流浃背，惶恐不安，估计他知道这位主子很难伺候，性格乖戾。难道是嫌弃自己，遂大手一挥——赐毒药自尽，就不用再忍受他的口臭问题了？

好在他吐出鸡舌香后，识货之人很快辨认出此乃治口臭之神物。于是刁存才如释重负，赶忙跪拜叩谢、山呼万岁。真是皇恩浩荡啊！

其实汉桓帝也真没变态到像南朝刘宋、北朝高齐那些虐待狂皇帝一样，而且为体现朝堂的严肃和冠冕堂皇，更为了自己感觉舒服，皇帝干脆让人制定了规则。

《汉官仪》载：“尚书郎含鸡舌香伏奏事，黄门郎对揖跪受，故称尚书郎怀香握兰，趋走丹墀。”

这鸡舌香是何物？

《通典·职官四》云：“尚书郎口含鸡舌香，以其奏事答对，欲使气息芬芳也。”看来，鸡舌香不仅可以治口臭，还可以散发出特殊的香气，让人愉悦。

东汉末期，鸡舌香估计还是名贵之物。《三曹集》中《魏武帝文集》曾有尺牍（信件）一封《与诸葛亮书》，其文曰：“今奉鸡舌香五斤，以表微意。”看来，诸葛亮名气实在太大，令敌对阵营的曹操都巴不得收揽其于门下。示好送礼、吃吃喝喝未免庸俗，送得出手的贵重典雅之物，非鸡舌香莫属！至于诸葛亮有没有接受这份厚礼，不得而知。按理说，礼尚往来，刘备又开明，秉承实用主义的诸葛亮恐怕不会推辞。

曹操送鸡舌香，绝不是像送其他名贵之物那么简单，更不是讽刺孔明有口臭，而是有着很深的文化和政治内涵。他是暗示：我曹操希望能和你诸葛先生一起口含鸡舌香，同朝为官（其时曹操挟天子以令诸侯，名义上还是汉献帝的下属）！

相信诸葛亮是明白这层意思的。

唐代刘禹锡刚被贬为朗州（今湖南常德）司马时，其《早春对雪奉澧州元郎中》写道："新恩共理犬牙地，昨日同含鸡舌香。"大意是说，皇帝派我们来治理这蛮荒之地，而昨天我和您还曾一同在朝堂之上共事。

鸡舌香，又名丁子香、丁香，却不是如今北方的观赏植物丁香。这种药用丁香是桃金娘科的蒲桃属植物，为南方常绿乔木，花蕾和果实入药。原本是舶来品，产于波斯、印度尼西亚等地，南宋赵汝适的《诸蕃志》载："丁香出大食、阇婆诸国，其状似丁字，因以名之。能辟口气，郎官咀以奏事。其大者谓之丁香母。丁香母即鸡舌香也。或曰鸡舌香，千年枣实也。"丁香晒干后加工炮制，就成了鸡舌香。虽然此丁香不是彼丁香，但它们各自有独特的愉人气味，因此在不同的领域均大受欢迎。

鸡舌香最初只是拿来做熏香使用的，流传到我国后，用途逐渐增多。

元人所撰《增广和剂局方药性总论》云："鸡舌香，微温。疗风水毒肿大，去恶气，疗霍乱，心痛。"《酒中玄》载："饮酒者，嚼鸡舌香则量广。浸半天，回则不醉。"李时珍在《本草纲目》中总结称："丁香，释名丁子香、鸡舌香，气味辛温。"

有一药方叫"鸡舌香散"，据《太平圣惠方》介绍，配方是鸡舌香半两、细辛半两、附子半两、独活半两、川椒一分、麝香半分。用法为含之，主治牙齿风毒所攻的疼痛不止。这里的细辛也是一种具有麻醉功效之药。鲁迅先生就回忆道："我幼时曾经牙痛，历试诸方，只有用细辛者稍有效，但也不过麻痹片刻，不是对症药。"细辛和鸡舌香共同调配成鸡舌香散，二者大概有相辅相成的药效。

人为什么会有口臭？一定是老年人才有吗？

其实，我在临床医疗工作中也经常遇到一些患者，不管是什么年龄，只要病情恶化到一定的程度，张口说话总有一股腐酸的不悦气味喷出来。

不过，口臭的大多数病根主要仍集中在口腔中，其余由非口腔及全身性疾病造成占的 10% ~ 20%。

口臭主要是由一种叫"厌氧硫磺菌"的生物产生挥发性硫化物的气味（臭气）所引起。这种细菌正常生活在舌头表面及口腔后面（主要是在舌头后面），具体是长在舌头乳突纤维之间。它们分解蛋白质后就释放出难闻气味的硫化物，造成口臭。

慢性牙周病、牙龈炎也会导致细菌大量生长，加重口臭。肠胃道疾病，如胃食管反流性疾病、胃溃疡、胃出血、胃癌、肠道感染等。有些气味甚至夹杂着腐烂的气息，甚是难闻。此外，慢性鼻窦炎、鼻涕倒流、肺癌、支气管扩张症、肺炎、肺结核及糖尿病酮症酸中毒、肾衰竭、肝衰竭也可导致口臭。

不过，要防止口臭熏人，最简单、最基本的一项工作就是多刷牙且正确刷牙罢了，其余的就交给专业医护人员吧。

当然，医者在遇到这种臭气时也不能表现出丝毫的嫌弃，哪怕面对垂死的患者，也应毫不犹豫地凑近，服务到底。毕竟，荒淫无道的汉桓帝都懂得体贴口臭者，何况我们这些现代白衣天使呢！

北京阅想时代文化发展有限责任公司为中国人民大学出版社有限公司下属的商业新知事业部，致力于经管类优秀出版物（外版书为主）的策划及出版，主要涉及经济管理、金融、投资理财、心理学、成功励志、生活等出版领域，下设“阅想·商业”“阅想·财富”“阅想·新知”“阅想·心理”“阅想·生活”以及“阅想·人文”等多条产品线，致力于为国内商业人士提供涵盖先进、前沿的管理理念和思想的专业类图书和趋势类图书，同时也为满足商业人士的内心诉求，打造一系列提倡心理和生活健康的心理学图书和生活管理类图书。

《走出人间，走出时间：以终为始的生死观》

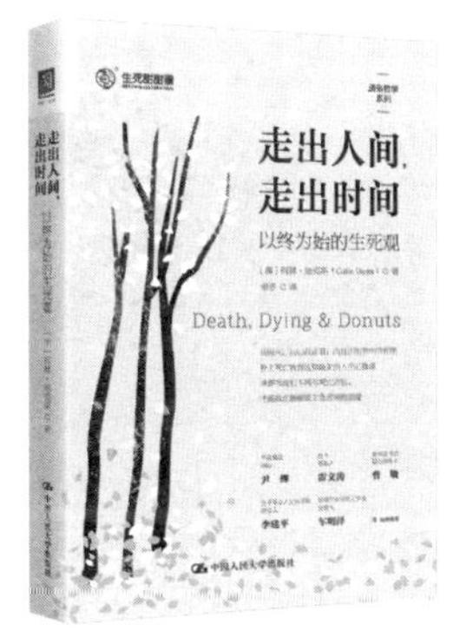

- 直视死亡的心理准备，向死而生的生活智慧，补上死亡教育这堂缺失的人生必修课。
- 一本探讨我们该如何面对临终和死亡的死亡教育大众通俗读物。本书通过权威视角、实用内容与温暖叙事，帮助读者从“恐惧死亡”转向“接纳死亡”，最终实现“向死而生”的生命觉醒，既是个人心灵成长的指南，也是推动社会死亡教育进步的重要读物。
- 华大集团 CEO 尹烨、有书创始人雷文涛等众多大咖倾情推荐。

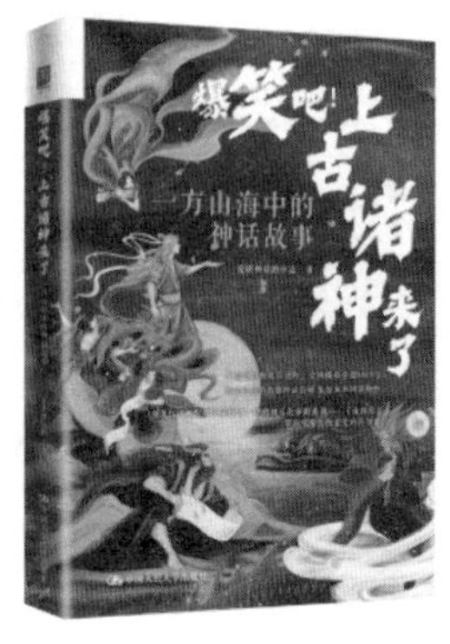

《爆笑吧！上古诸神来了：一方山海中的神话故事》

- 全网播放量超 8000 万、深受百万粉丝喜爱的爆款播客节目集结成书，用现代风幽默爆笑演绎不一样的神话故事。
- 以《山海经》为主干，参考大量古籍文献，经编撰整理和改写创作，以现代风幽默重构中国神话故事体系。

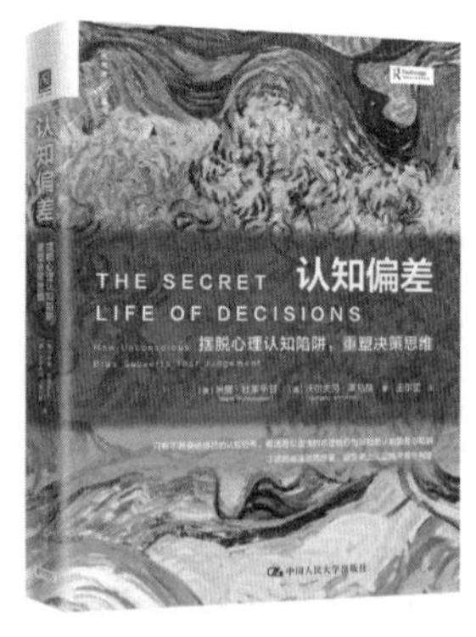

《认知偏差：摆脱心理认知陷阱，重塑决策思维》

- 总归纳结了影响我们进行决策与判断的 8 大类近 40 种认知偏差，让读者敏锐感知每一类认知偏差发出的危险信号，觉察自己是否产生了认知偏差。
- 从重新思考思维模式、重新思考参与者及重新思考决策过程三个维度给出了应对策略,从而重塑决策思维。
- 结合生动、翔实的案例，深度剖析认知偏差对决策的影响，并阐述认知偏差成因，从而帮助读者绕开陷阱。
- 随书附赠《认知偏差》思维导图和埃隆·马斯克分享的 50 种认知偏差导图，帮助读者更直观了解认知偏差类型，培养最佳决策力。

《吃的勇气：365 天告别饮食内耗，与食物和解》

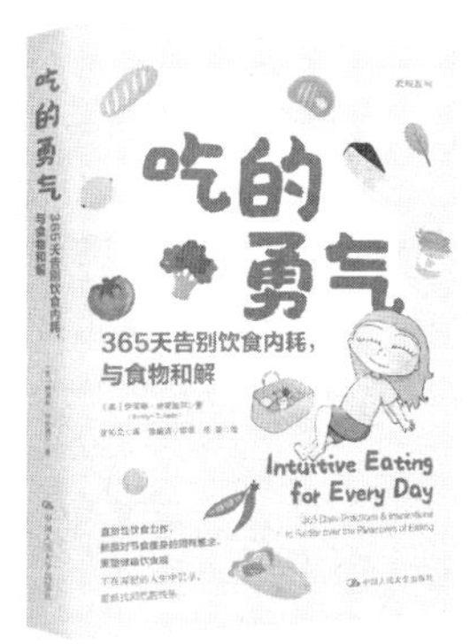

- 直觉性饮食力作，颠覆对节食瘦身的固有观念，重塑健康饮食观；不在减肥的人生中沉浮，重新找回吃的快乐；
- 在潜默移化中理清自己对食物的态度，认识食物背后的情绪问题，学会重新依赖天生的饥饿感和饱腹感，逐步摆脱节食文化的束缚，重新开始享受食物，拥有更健康的人生。

《不紧绷的人生：写给职场高压人士的自救书》

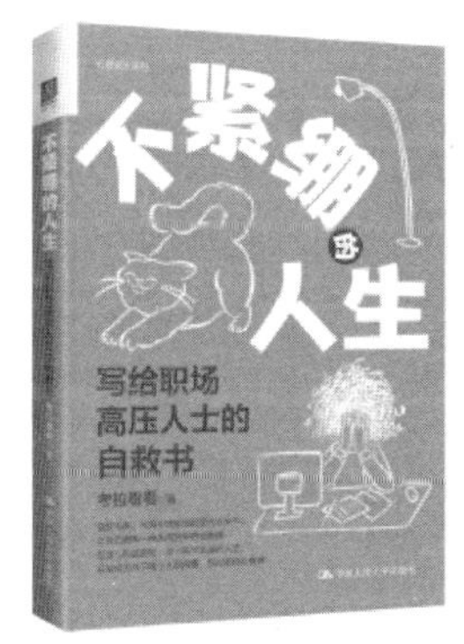

- 摆脱焦虑的泥潭，走出“穷忙”的螺旋，打破内耗的循环，远离过劳、内卷的疲惫状态，让自己拥有一种从内到外的松弛感。
- 本书基于精力管理的经典理论，从体能、情感、思维、意志四个维度展开论述，为正在承受高压的职场人士提供了切实可行的摆脱过劳的良方，力求帮助更多人保持精力充沛、元气满满。

《金色牢笼：厌食症的心理成因与治疗》

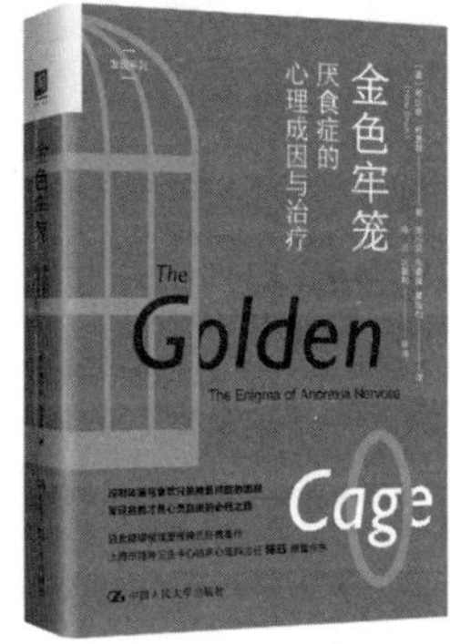

- 著名学者希尔德·布鲁赫里程碑式经典著作，重塑现代精神科学对厌食症的认知与治疗，知名进食障碍科普博主“少女神婆婆”张沁文及团队倾情翻译，上海精卫中心临床心理科主任陈珏审译作序推荐。
- 一本让所有人反思心灵与身体关系的启发之书，引发全球数十万读者强烈共鸣的畅销经典。首次出版45年后，仍被当今读者推崇为“关于厌食症最好的一本书”。

《审美大脑：人类美学发现简史》

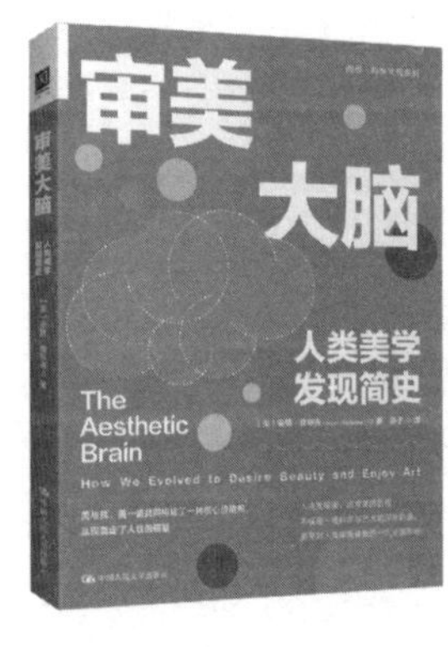

- 一部引领时代潮流的跨学科巨著，本书巧妙地将神经科学与人文美学两大领域相融合，从神经科学、进化心理学到人文艺术，为我们绘制了一幅人类追求美、体验艺术的心灵地图。
- 本书将带你潜入大脑的奇幻世界，揭秘大脑是如何感知并学会用全新的眼光去观察这个世界的，引导你用更加敏感的心去感受美、创造美。